Stopp Diabetes! Raus aus der Insulinfalle mit der LOGI-Methode

W0239737

*»Nichts ist mächtiger als eine Idee,
deren Zeit gekommen ist.«*

— Victor Hugo

Inhalt

Wie alles anfing

Im Jahr 1893 verordnete ein junger Arzt seiner diabeteskranken Patientin Mary H. eine kohlenhydratarme, fett- und eiweißreiche Diät. Dazu erklärte er ihr: »Kohlenhydrate haben für den Körper keine lebenswichtige Bedeutung und müssen mithilfe der Nieren ausgeschieden werden. Das erzeugt Durst, eine übermäßige Harnausscheidung, Juckreiz und Nierenleiden.« Wie der Mediziner berichtete, besserte sich das Befinden seiner Patientin unter der Diät schlagartig.

Im Laufe der Jahre sollte er noch vielen Diabetikern mit seinem Diätprogramm helfen. In seiner 1916 veröffentlichten Monografie (»The Treatment of Diabetes Mellitus«) konnte er auf 1.000 Fallberichte zurückblicken und dokumentieren, dass mit seiner Diät und einem Bewegungsprogramm eine 20-prozentige Senkung der Sterblichkeit bei Diabetikern erreicht werden konnte. Dr. Elliott Joslin wurde zum berühmtesten Diabetesarzt seiner Zeit. Er gründete das Joslin Diabetes Center an der Harvard-Universität in Boston, das bis heute führend in der Diabetesforschung ist. Bevor Insulin zur Verfügung stand, blieb seine kohlenhydratarme Diät die Standardtherapie bei Diabetes.

Mit der Einführung des Insulins und anderer Medikamente verlor die Diät an Bedeutung. Zudem entwickelte sich um 1970 in den USA eine regelrechte Fettphobie. Ernährungsforscher glaubten, den Beweis dafür gefunden zu haben, dass viel Fett in der Nahrung dick mache und Herz-Kreislauf-Erkrankungen fördere. Und vom (tierischen) Eiweiß glaubte man, dass es die Leber und die

Nieren schädige. Damit kam das Aus für die anerkannt wirksame kohlenhydratreduzierte Diät!

Seither sollen Diabetiker besonders kohlenhydratbetont essen – so ist es bis heute in den Empfehlungen der Fachgesellschaften festgeschrieben. Das hat nicht nur Betroffene immer wieder erstaunt: Schließlich ist Diabetes mellitus eine Kohlenhydratverwertungsstörung. Aus lauter Angst vor Fett und Eiweiß akzeptiert man, dass der Körper mit seinem eigentlichen Problem, der Verwertung von Kohlenhydraten, besonders schlecht zurechtkommt. Doch je mehr Kohlenhydrate gegessen werden, umso mehr Medikamente benötigt man zur Blutzuckerkontrolle. Ein interessantes Konzept.

Die aktuelle Fachliteratur weist zahlreiche Belege dafür aus, dass sich die Blutzuckerkontrolle ebenso verbessert wie eine Reihe begleitender Risikofaktoren, wenn weniger Kohlenhydrate und mehr (ungesättigte) Fette gegessen werden. Und bei intakter Nierenfunktion bessert eine auf Kosten der Kohlenhydrate vermehrte Eiweißzufuhr die Stoffwechselsituation zusätzlich. Die entsprechenden Daten hatte ich bereits für mein im Jahr 2000 erschienenes Buch »Syndrom X oder Ein Mammut auf den Teller!« zusammengetragen. Daraus entwickelte ich ein praxistaugliches Konzept für Menschen mit Übergewicht, Insulinresistenz und Folgeerkrankungen wie Typ-2-Diabetes: die »LOGI-Methode« . In Hunderten Vorträgen habe ich sie Ärzten, Ernährungsberaterinnen und Diätassistenten vorgestellt. Nach anfänglicher Skepsis erfreut sich die LOGI-Methode heute einer steigenden Akzeptanz bei den Therapeuten und wachsender Beliebtheit bei den Patienten. Die positiven Rückmeldungen, vor allem aus Diabetes-Schwerpunktpraxen und Reha-Kliniken, sprechen für sich: Sofern sich Arzt und Patient auf LOGI einlassen, sehen sie umgehend therapeutische Erfolge, und der Medikamentenverbrauch sinkt!

Eines Abends in einem Tagungshotel in Hagen sprach mich nach meinem Vortrag eine junge und sehr wache Diabetesberaterin an. Sie war mit zwei Kolleginnen von ihrem Chef, einem niedergelassenen Diabetologen, zum Fortbildungsabend mitgenommen oder besser gesagt abkommandiert worden. Freiwillig wäre sie nicht mitgekommen, um »schon wieder so einen Diät-Guru mit einer Wunderdiät« zu hören, wie sie mir Jahre später gestand. Sie hatte gerade erst ihre Ausbildung begonnen, war voller Tatendrang und tief im Glauben an die guten Kohlenhydrate verwurzelt. Sie konnte sich einfach nicht vorstellen, dass es klug sei, Typ-2-Diabetikern anstelle von Brot lieber Käse oder ein Stück Fleisch zu empfehlen. Ihre innere Ablehnung bekam allerdings schnell Risse. Konnte es wirklich so einfach sein? Sie beschloss, einen Selbstversuch zu starten. Das ergab Sinn, denn als langjährige Typ-1-Diabetikerin kannte sie sich bestens aus.

Sie gab sich drei Wochen – und war überzeugt: Ihr Gewicht war gesunken und ihre Blutzuckerwerte bei geringerem Insulinbedarf noch besser als zuvor. Sie realisierte: So einfach kann es sein. Sie fing an sich in die Fachliteratur einzuarbeiten und fand dort ihre eigene Arbeit bestätigt. Und sie wunderte sich, dass diese Erkenntnisse in ihrer Ausbildung nicht einmal angesprochen wurden. Von nun an setzte sie sich vehement dafür ein, dass die Diabetiker in der Praxis ihres Chefs in Richtung kohlenhydratreduzierte Diät geschult werden. Inzwischen sind Jahre vergangen, und sie hat Hunderten Typ-2-Diabetikern eine neue, eine bessere Perspektive geben können.

Nun hat sie dieses Buch vorgelegt. Katja Richert ist inzwischen Diabetesberaterin am Klinikum München-Schwabing, einer Diabeteshochburg in Deutschland. Eine idealere Autorin für diesen Ratgeber kann es nicht geben: Hier schreibt eine Fachfrau mit langjähriger Erfahrung bei Patienten und bei sich selbst. Sie weiß besser als jeder Arzt, welche Sprache die Patienten verstehen, welche Ernährungsratschläge in welchem Bild am besten verpackt sind. Herausgekommen ist ein exzellentes Buch, das auf der Basis der aktuellen wissenschaftlichen Erkenntnisse die Patienten direkt und leicht verständlich anspricht.

Mit ins Boot geholt hat sie eine Ernährungswissenschaftlerin, die sich durch fachliche wie auch durch sprachliche Kompetenz auszeichnet. Ulrike Gonder verfolgt wie kaum eine in unserer Branche die Fachliteratur. Ich schätze sie persönlich seit vielen Jahren für ihre kritischen Stellungnahmen, verpackt in flüssigsten Formulierungen. Ihre Bücher sollten Pflichtlektüre für alle Ernährungsberater sein.

Ich wünsche diesem Buch, dass es die gebührende Verbreitung erfährt, um möglichst vielen Diabetikern zu besserer Gesundheit und zu mehr Lebensqualität zu verhelfen.

Nicolai Worm, Februar 2010

Is(s) doch logisch

Dieses Buch ist für Sie geschrieben! Ja für Sie, die Sie gerade erfahren haben, dass Sie mit hoher Geschwindigkeit auf die Zuckerkrankheit Diabetes zusteuern. Ihr Arzt hat vermutlich etwas von »metabolischem Syndrom« gemurmelt oder von »Prä-Diabetes«. Das bedeutet, dass ihr Stoffwechsel schon heftig Alarm schlägt. Man erkennt es an zu hohem Blutdruck und zu viel Fett im Blut, an ungünstigen Cholesterin-, Insulin- und möglicherweise auch erhöhten Harnsäurewerten. Alles scheint aus dem Ruder zu laufen, und vermutlich ächzt Ihr Körper auch unter der Last zu vieler Pfunde. Mit der hier beschriebenen LOGI-Methode können Sie verhindern, dass aus dieser alarmierenden Situation eine handfeste Zuckerkrankheit wird.

Vor allem aber ist dieses Buch für Sie geschrieben, die Sie gerade mit der Diagnose Typ-2-Diabetes vom Doktor kommen und sich nach dem ersten Schock fragen, wie Sie ab heute essen und trinken sollen. Sie sind hier auch richtig für den Fall, dass Sie bereits nach den herkömmlichen Empfehlungen geschult wurden, aber nicht recht glücklich damit sind. Mit der LOGI-Methode lässt sich weiterhin genussvoll essen und der Diabetes dennoch gut beherrschen. Stellen Sie sich das vor: Nicht die Diabetesdiät beherrscht Ihr Leben, sondern Sie beherrschen Ihren Diabetes. Das wäre doch eine gute Sache, nicht wahr? Wir versprechen Ihnen schon jetzt, dass der Genuss dabei nicht auf der Strecke bleiben wird!

Diabetes tut zwar nicht weh, dennoch sollten Sie genau JETZT Ihren Lebensstil neu ausrichten. Denn unbehandelt oder schlecht eingestellt kann ein Diabetes ganz beachtliche »Flurschäden« im Körper anrichten. Schon bei der Vorstufe, dem metabolischen Syndrom, ist das Risiko für Herz- und Gefäßerkrankungen erhöht. Doch wir wollen niemanden ängstigen. Brauchen wir auch nicht, denn es gibt ja LOGI! Wir zeigen Ihnen, wie Sie ganz einfach mit LOGI anfangen können, wie es Ihnen weiterhin schmeckt und wie Sie mit genussvollem Essen Ihren (Prä-)Diabetes in den Griff bekommen. Damit verhindern Sie die Folgeerkrankungen und erhalten trotzdem Ihre Lebensqualität. Wie das geht und warum die eine oder andere Veränderung nötig ist, erklären wir Ihnen in einfachen Worten. Uns liegt daran, dass Sie verstehen und wissen, warum Sie was tun und dass Sie den Sinn der therapeutischen Empfehlungen nachvollziehen können. Auf Fachchinesisch und Medizinerkauderwelsch haben wir soweit irgend möglich verzichtet, und wo sich ein Fachbegriff nicht vermeiden ließ, weil Sie ihn sowieso dauernd hören, haben wir ihn leicht verständlich erklärt.

Zwischendurch kommen Menschen mit Typ-2-Diabetes zu Wort, die LOGI praktizieren, und Ärzte, die berichten, wie sie von LOGI überzeugt wurden. Lassen Sie sich von diesen »Weggefährten« motivieren und mitreißen! Und damit Sie wirklich GLEICH anfangen können, finden Sie weiter hinten auch ein paar Rezepte. Sie werden jedoch keine Tages- oder Wochenpläne finden. Statt Pläne zu befolgen sollen Sie LOGI so lernen und erleben, wie es in Ihren Alltag passt. Sie sollen wieder (oder weiterhin) Spaß am Essen haben, sehen, schmecken und spüren, dass sich Therapie und Genuss nicht widersprechen müssen.

Wir freuen uns auf Ihren Erfolg und wünschen in diesem Sinn einen guten Appetit!

Katja Richert, Diabetesberaterin DDG
Ulrike Gonder, Ernährungswissenschaftlerin
April 2010

Warum die üblichen Empfehlungen oft nicht helfen

Sie müssen abnehmen!
Sie müssen sich mehr bewegen!
Sie müssen Ihren Lebensstil ändern!

Als Typ-2-Diabetiker dürften Ihnen diese Aufforderungen wohl bekannt sein. Vermutlich hören Sie sie immer wieder von Ärzten, Ernährungs- und Diabetesberaterinnen. Diese drei Empfehlungen, auch als »Lifestyle-Änderung« bezeichnet, sind in der Tat das effektivste Mittel, um einen Typ-2-Diabetes an der Wurzel zu packen: um ihm vorzubeugen oder um gut mit ihm zu leben. Doch der Mensch gehört zur Gattung der Gewohnheitstiere, und das macht es uns nicht gerade leicht, unsere Lebensgewohnheiten zu verändern. Deswegen scheitern diese Aufforderungen, die Ärzten so leicht von den Lippen gehen, in der Realität so häufig. Sie scheitern nicht, weil der (meist) übergewichtige Mensch mit Typ-2-Diabetes oder metabolischem Syndrom undiszipliniert ist und sich nicht an die Empfehlungen hält. Nein, ganz im Gegenteil. Häufig verlässt er ausgestattet mit einem Sack voller Ernährungsempfehlungen hoch motiviert die Arztpraxis, stürzt sich mutig in das Abenteuer Gewichtsabnahme und endet über kurz oder lang doch meist frustriert.

Der Grund dafür ist nicht immer dort zu suchen, wo Mediziner ihn gern vermuten: in der sogenannten Non-Compliance, also dem nicht kooperativen Verhalten der Patienten. Viel problematischer sind die derzeit geltenden Ernährungsempfehlungen für Diabetiker[1]. Sie legen einem Typ-2-Diabetiker Steine, um nicht zu sagen Felsen in den Weg zur Gewichtsreduktion. Schnell kommt bei diesen Empfehlungen ein Gefühl von Aussichtslosigkeit und Verzicht auf. Man spürt, dass ein Durchhalten gehörig auf Kosten der Lebensqualität geht. Da erscheint es angenehmer, jeden Morgen eine Tablette zu nehmen, anstatt sich tagein, tagaus dem Problem zu stellen, wie man es schaffen soll, das Essen mit vielen Kohlenhydraten aber wenig Fett wohlschmeckend anzurichten. Genau so lautet die Empfehlung: viele Kohlenhydrate und wenig Fett. Warum das nicht optimal ist, wird klar, wenn man das Wesen des Typ-2-Diabetes kennt.

Ursache & Wirkung

Typ-2-Diabetes wird häufig als Wohlstandserkrankung bezeichnet. Was ist der Grund dafür, dass die Anzahl der Diabetiker seit Jahren unaufhörlich steigt? Ist diese epidemieartige Ausbreitung der Preis, den wir für unsere sauer verdienten Wohlstandsbäuche zahlen müssen? In gewisser Weise ja. In den Nachkriegsjahren gab es Typ-2-Diabetes in Deutschland nur sehr selten. Die Menschen hatten wenig zu essen und mussten für ihren Lebensunterhalt körperlich schwer arbeiten. Übergewicht war im Gegensatz zu heute eine seltene Erscheinung im Straßenbild.

---

1 diese sind in den Leitlinien der Deutschen Diabetes-Gesellschaft festgelegt

Wir haben uns eine Umwelt erschaffen, die von der Mehrheit der Bevölkerung zur Bewältigung des Alltags kaum mehr körperliche Anstrengung verlangt. Mit anderen Worten: Unser Energieverbrauch ist dramatisch gesunken. Gleichzeitig wurden unsere Lebensmittel immer kompakter: Immer mehr Kalorien finden Platz auf kleinstem Raum. Es ist keine Kunst, mal eben 1.000 Kalorien aufzunehmen. Wir genießen die wohlstandsbedingten Erleichterungen des alltäglichen Lebens, wie auch den Luxus, immer und jederzeit etwas Leckeres essen zu können. Doch genau dieser Luxus bringt es mit sich, dass wir viele Kalorien (Energie) aufnehmen aber nur noch wenig Energie verbrauchen. Dieser »Fortschritt« führt in großen Schritten zu den beiden Faktoren, die im Zentrum des Typ-2-Diabetes stehen.

Die 2 bei Typ-2

Beide Faktoren haben mit dem Insulin zu tun, jenem Hormon, das in unserer Bauchspeicheldrüse gebildet wird und das ganz eng mit dem Thema Diabetes, metabolisches Syndrom und Übergewicht verbunden ist: Die Faktoren heißen Insulinresistenz und Insulinsekretionsstörung. Insulinresistenz bedeutet, dass der Körper abgeschwächt auf Insulin reagiert. Insulinsekretionsstörung meint, dass die Insulinausschüttung aus der Bauchspeicheldrüse verändert ist: Sie ist verzögert und dauert zu lange an. Was bedeutet das? Insulin spielt eine zentrale Rolle im Stoffwechsel. Sie können es sich vorstellen wie einen Schlüssel: Nur dieser Schlüssel ist in der Lage, die Körperzellen aufzuschließen, damit der in unserem Blut gelöste Traubenzucker (Glukose) in die Zellen einströmen kann. Dieser Zucker liefert den Zellen Energie.

In unserem Blut schwimmt stets eine gewisse Menge Traubenzucker (= Glukose). Welche Werte in der Therapie angestrebt werden (Zielwerte) steht im Anhang.

Alle Zellen benötigen Energie, vor allem, wenn sie »arbeiten« müssen. Das beste Beispiel dafür sind die Muskelzellen. Wenn wir gehen, stehen oder auch nur den Arm heben, bedeutet das Muskelarbeit. Für diese Arbeit benötigen die Muskelzellen einen Brennstoff, den sie entweder aus den körpereigenen Reserven oder über die Nahrung bekommen. Mit einem Käsebrot kann der Körper jedoch erst einmal nichts anfangen. Erst muss er es in seine Bausteine zerlegen, von denen er einige als Brennstoff nutzen kann: Kohlenhydrate, Fett und Eiweiß.

Kohlenhydrate sind die am leichtesten zu nutzende Energiequelle. Praktisch alle über die Nahrung aufgenommenen, verdaulichen Kohlenhydrate werden im Körper zu Traubenzucker (Glukose) abgebaut und im Blut transportiert. Mithilfe von Insulin gelangt dieser Blutzucker zur Energiegewinnung in die Zellen. Bei einem gesunden Menschen hält der Körper den Blutzucker stets in einem bestimmten Bereich (von 60 bis 140 mg/dl[2]). Dazu braucht er das Insulin aus der Bauchspeicheldrüse. Sie passt die Insulinausschüttung automatisch ganz genau an die Menge der verzehrten Kohlenhydrate an. So bleibt der Blutzucker im Normalbereich. Und das ist auch gut so, denn zu viel Zucker greift die Blutgefäße an. Bei Übergewicht (seltener auch mal bei Normalgewicht) und Bewegungsmangel kann der Körper unempfindlich für Insulin werden. Das Insulin wirkt nicht mehr so gut, der Körper wird insulinresistent.

Auch Schlanke oder Normalgewichtige können eine Insulinresistenz bekommen, sie ist bei ihnen jedoch viel seltener als bei Übergewichtigen.

2 mg/dl bedeutet Milligramm pro Deziliter oder tausendstel Gramm pro 100 Milliliter, es ist das übliche Maß für den Blutzuckerspiegel

Je insulinresistenter der Körper wird, desto mehr Insulin muss die Bauchspeicheldrüse ausschütten, um den Zucker in die Zellen zu bekommen. Je mehr Fettzellen man im Laufe des Lebens angelegt hat, desto mehr Insulin wird benötigt. Ein übergewichtiger Mensch braucht daher für die gleiche Menge Glukose mehr Insulin als ein schlanker, insulinsensibler. Bei manchen Insulinresistenten findet man die fünf-, acht- oder zehnfache Insulinmenge im Blut. Nur durch diese Mehrarbeit gelingt es der Bauchspeicheldrüse, den Blutzuckeranstieg nach den Mahlzeiten wieder in den Normalbereich zu senken.

Auch diese Medaille hat zwei Seiten. Die gute Seite ist, dass durch die Mehrarbeit der Bauchspeicheldrüse gefährliche Blutzuckerspitzen nach den Mahlzeiten lange Zeit verhindert werden können. Es dauert im Durchschnitt sieben Jahre, bis sich aus dem Stadium des Prä-Diabetes ein Typ-2-Diabetes entwickelt. Die düstere Seite ist die starke Belastung der Bauchspeicheldrüse sowie die großen Mengen Insulin im Blut. Zwar gelingt es dem Körper mit immer mehr Insulin, die Glukose von der Blutbahn in die Zellen zu transportieren und den Blutzuckerspiegel im Normalbereich zu halten. Doch was passiert mit dem vielen Insulin? Nein, es löst sich nicht in Luft auf. Es durchflutet den Körper und erreicht so auch die Fettzellen. Hier stimuliert das Insulin die Einlagerung von Fett und regt auch noch die Neubildung von Fettzellen an.

In der Neubildung von Fettgewebe kennt der Körper keine Grenzen. Das Insulin hilft ihm dabei. Insulin könnte man als »besitzergreifend« bezeichnen. Zum besseren Verständnis kann man sich vorstellen, dass Insulin sich auf die Fettzellen setzt, einen Zaun drum herum baut, eine Fahne mitten rein steckt und ein Schild mit der Aufschrift »Alles meins, das gebe ich nicht mehr her!« hoch hält. Manche sagen auch »Insulin ist der Wächter des Fetts«. Für welches Bild Sie sich entscheiden macht keinen Unterschied, das Prinzip bleibt das gleiche.

Haben Sie es auch schon bemerkt? Dass es viel mühsamer geworden ist, Gewicht zu verlieren, seit Sie Ihren Typ-2-Diabetes haben? Es liegt daran, dass hohe Insulinspiegel eine Gewichtsabnahme erschweren. Beim Abnehmen entleeren sich die Fettzellen, und wir werden schlanker. Genau das verhindert das auf den Fettzellen thronende Insulin.

Ein klassischer Teufelskreis

Übergewicht lässt den Körper also unempfindlich für Insulin werden. Die Bauchspeicheldrüse muss immer größere Mengen Insulin produzieren und ausschütten, um die Blutzuckerwerte im Normalbereich zu halten. Die großen Insulinmengen hemmen die Fettverbrennung, steigern die Fettbildung und tragen dazu bei, weitere überflüssige Kilos anzulegen, was wiederum die Insulinresistenz fördert. Und schon befinden wir uns mitten in einem Teufelskreis.

Habe ich eine Insulinresistenz? *Einfache Anzeichen, die auf eine Insulinresistenz hindeuten, sind: bauchbetontes Übergewicht, hohe Blutfettwerte (Triglyzeride), hoher Blutdruck und ein erniedrigtes »gutes« Cholesterin (HDL).*

Das Abnehmen ist also gerade für Typ-2-Diabetiker und Menschen mit metabolischem Syndrom besonders schwer: Sie sitzen in der Insulinfalle! Ihre Körperzellen sind für Insulin unempfindlich geworden (also insulinresistent), zugleich ist der Insulinspiegel im Blut erhöht. Beides behindert das Abnehmen. Folglich ist es gar kein Wunder, dass das Abenteuer Gewichtsabnahme für die Mehrheit der (Prä-)Diabetiker in Frustration endet!

Hinzu kommt, dass die offiziellen Ernährungsempfehlungen für Diabetiker raten, vor allem Kohlenhydrate zu essen: 45 bis 60 Prozent der täglichen Kalorien sollen aus Kohlenhydraten stammen.

In dieser Empfehlung muss ein tieferer Sinn verborgen liegen. Anders lässt es sich nur schwer erklären, warum man Diabetikern – also Menschen mit einer Störung im Kohlenhydratstoffwechsel – empfiehlt, genau den Nährstoff als Hauptbestandteil ihrer Mahlzeiten zu wählen, der für ihren Stoffwechsel ein Problem darstellt. Es kommt einem vor wie der Versuch, ein Feuer mit Öl löschen zu wollen.

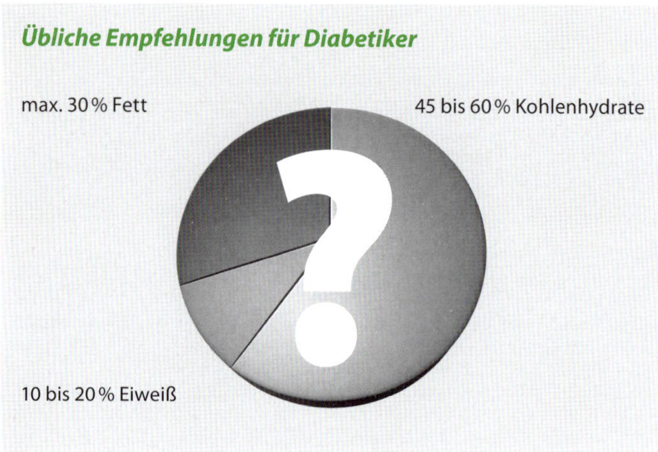

Kohlenhydrate sind gesund – oder?

Falls Sie jetzt das Bedürfnis haben, laut aufzuschreien »Kohlenhydrate sind doch wichtig!«, erhebt sich die Frage: wofür? Im Gegensatz zu Eiweiß und Fett brauchen wir Kohlenhydrate nicht zum Überleben.

Die aus Kohlenhydraten gewonnene Glukose können alle Körperzellen als Energiequelle nutzen. Allerdings können sie auch aus Fett und Eiweiß Energie gewinnen. Das ist zwar etwas aufwendiger, aber ohne Probleme möglich. So kann die Leber Eiweiß in Glukose umwandeln und ins Blut abgeben. Das klingt vielleicht umständlich, ist aber etwas, das der Körper sehr gut kennt: Nachts, wenn wir nicht essen, sondern schlafen, sorgt er mit diesem aus Eiweiß gebildeten Zucker und mit Fett aus den Pölsterchen für Brennstoffnachschub.

Tagsüber sieht es anders aus: Da unsere Mahlzeiten üblicherweise reichlich Kohlenhydrate liefern, sieht sich der Körper nur selten genötigt, auf Eiweiß oder Fett zur Energiegewinnung zurückzugreifen. Würden Sie arbeiten gehen, wenn man Ihnen ohnehin jeden Monat ein üppiges Gehalt überweisen würde? Unser Körper sieht das ähnlich. Warum sollte er Fett aus den Depots holen oder mühsam Eiweiß zu Glukose umbauen, wenn wir ihm mehr als ausreichende Mengen Kohlenhydrate als einfach verfügbaren Brennstoff anbieten?

Nun könnte man einwenden, dass arbeitende Muskelzellen mit Zucker versorgt sein wollen. Das ist richtig. Man kann es am Beispiel der Leistungssportler eindrucksvoll beobachten: Ist unsere Fußballnationalmannschaft im Fernsehen beim Essen zu sehen, trifft man sie meist in Pasta schwelgend an. Doch im Gegensatz zu uns verarbeiten sie die vielen Kohlenhydrate auch gleich wieder, weil sie täglich hart trainieren. Wir Normalsterblichen hingegen essen wie Leistungssportler, bewegen uns aber kaum. Das kann auf Dauer nicht gut gehen!

Die Situation ist vergleichbar mit den verschiedenen Treibstoffen bei Autos. Ein Sportflitzer, der auf hohe Leistung und Beschleunigung ausgelegt ist, braucht Super-Plus im Tank. Niemand würde so ein Auto mit Dieselkraftstoff betreiben wollen.

Kohlenhydrate sind Super-Plus für den Körper – schnelle Energie. Fette entsprechen dem Diesel – gut für die dauerhafte, geringe und mittlere Leistung. Wir normalsterblichen Nichtleistungssportler fahren hervorragend mit Diesel, füllen unseren Tank aber immerzu mit Super-Plus. Spätestens an der Kasse fragt man sich, ob es sich lohnt, diesen Kraftstoff zu fahren, wenn man die meiste Zeit gar nicht auf der Autobahn, sondern im Stadtverkehr unterwegs ist. Wir tanken den kräftigsten Treibstoff, vergessen aber, seine Leistungsfähigkeit in Anspruch zu nehmen. Doch Super-Plus, das nicht verarbeitet wird, endet als »Hüftgold«.

Selbst wer regelmäßig sportlich aktiv ist, benötigt keinen besonders hohen Kohlenhydratanteil. Auch Hobbysportler fahren wunderbar mit Diesel. Außerdem bekommt der Körper so wenigstens ab und zu mal die Gelegenheit, seine Fettreserven anzugreifen. Immer wieder aufgefüllte Super-Tanks benötigen dagegen keinen Rückgriff auf den Reservekanister.

Die hohe Kohlenhydratempfehlung wird gerne mit dem Hinweis verteidigt, dass manche Körperzellen auf Kohlenhydrate angewiesen sind. Auch das ist richtig. Doch jene Zellen, die unbedingt Glukose brauchen, können aus den Vorräten, die wir in Leber und Muskeln gespeichert haben, bestens versorgt werden. Und sollten die einmal nicht ausreichen, gibt es ja noch die Zuckerneubildung aus Eiweiß in der Leber. Es besteht also überhaupt keine Notwendigkeit, so viele Kohlenhydrate zu essen, wie es derzeit in den Empfehlungen steht.

Die Zuckerneubildung aus Eiweiß in der Leber heißt Glukoneogenese. Sie sorgt dafür, dass stets genug Glukose im Blut ist, auch wenn wir wenig Kohlenhydrate essen.

Alles eine Frage der Bilanz

Um Missverständnisse zu vermeiden: Selbstverständlich ist es auch möglich, mit kohlenhydratreicher Kost abzunehmen – es fällt nur schwerer. Sobald wir weniger Kalorien aufnehmen als wir verbrauchen (negative Energiebilanz), muss der Körper an seine Reserven, und die Fettpolster schmelzen.

Eine Patientin sagte dazu mal lakonisch: »Wie immer. Alles eine Frage der Bilanz!« Die Dame verdient ihren Lebensunterhalt in einer Bank. Ein schöner Vergleich: Jeder hat ein Bankkonto und weiß, was passiert, wenn man sich ungebremst der Kauflust hingibt und am Ende die Bilanz nicht mehr stimmt. Ähnlich funktioniert auch das Ab- und Zunehmen: Wird die Energiebilanz negativ, muss Fett abgeschmolzen werden. Ist die Bilanz positiv, wird für schlechte Zeiten vorgesorgt und eine Reserve auf die hohe Kante, sprich ein zusätzlicher »Rettungsring« angelegt.

Um Körpergewicht zu verlieren, gibt es unzählige Möglichkeiten. Mit jeder Diät dieser Welt kann man abnehmen. Klingt simpel, steckt aber auch voller Stolperfallen. Wer schon Erfahrungen mit Crashdiäten sammeln konnte, weiß, was gemeint ist: In kurzer Zeit möglichst viele Kilo runterhungern, das funktioniert zwar, doch nur für eine Weile. Einen Strich durch den Wunsch, schnell zu einer wohlproportionierten Traumlinie zu kommen, macht einem der berühmt-berüchtigte Jo-Jo-Effekt. Das ist der gemeine Schurke, der einen heillosen Spaß daran hat, die mühsam verlorenen Kilos wieder zurück- und gleich noch ein paar »Freunde« zusätzlich mitzubringen.

Auch das hat damit zu tun, dass wir Gewohnheitstiere sind. Unser Körper gewöhnt sich bei Hungerdiäten daran, mit weniger Kalorien als gewöhnlich auszukommen. Er denkt, es gibt nicht genug zu essen und fängt an, mit dem, was ihm geboten wird, besser hauszuhalten. Er weiß nicht, dass wir das freiwillig machen. Gemein ist, dass er diese »Umprogrammierung« so schnell nicht wieder vergisst, sondern erst einmal abspeichert. Hören wir mit der Diät auf und essen wieder wie zuvor, bleibt er zunächst noch bei seinem Sparprogramm, und man nimmt rasend schnell wieder zu. So kommen nach jeder kurzfristigen Diät schon bald ein paar Kilo mehr als zuvor auf die Waage. Besonders fatal: Wenn wir öfter solche Crashkuren unternehmen, gewöhnt sich der Körper so sehr daran, mit immer weniger auszukommen, dass man irgendwann sogar mit völlig normalen Portionsgrößen zunimmt.

Dieses Phänomen führt zu der Erkenntnis: Je häufiger man sich auf Diät setzt, umso dicker wird man. Eine Diät funktioniert nur, solange man sie durchhält. Dauerhaft abnehmen – also abnehmen und das geringere Gewicht halten – ist schwer. Mit Typ-2-Diabetes gestaltet sich das Abnehmen noch schwieriger, als es ohnehin schon ist. Zumindest, wenn man sich an die aktuellen Ernährungsempfehlungen für Menschen mit Diabetes hält und besonders viele Kohlenhydrate isst.

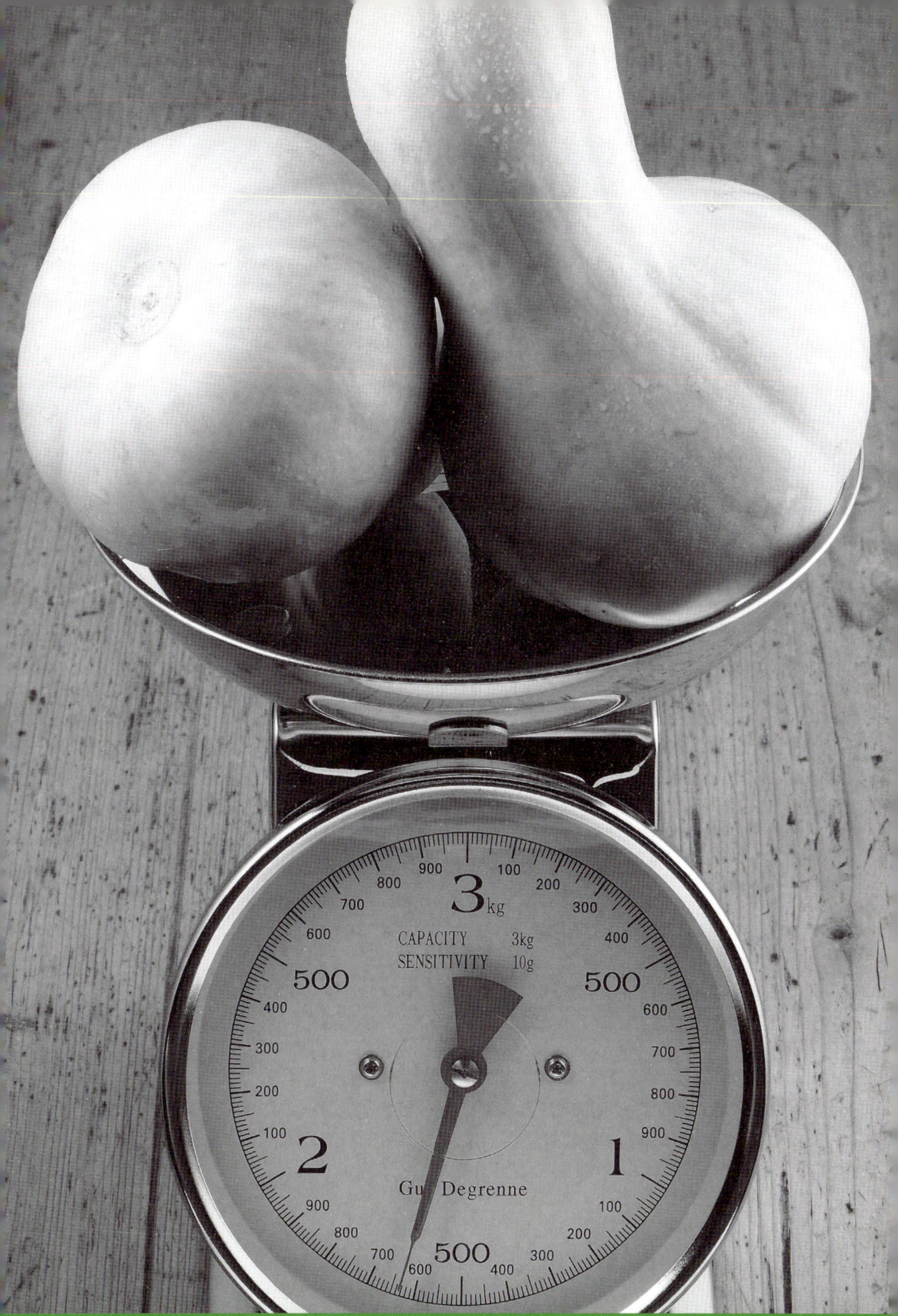

3kg
CAPACITY 3kg
SENSITIVITY 10g
500
500
2
1
Degrenne
500

Was nach einer kohlenhydrat-reichen Mahlzeit passiert

Wir beißen ab, kauen, schlucken runter. Der Bissen gelangt durch die Speiseröhre in den Magen und dann in den Dünndarm, wo die Kohlenhydrate abgebaut werden und als Glukose ins Blut gelangen. Jetzt kommt das Insulin aus der Bauchspeicheldrüse ins Spiel. Es schließt die Körperzellen auf, damit die Glukose aus dem Blut in die Zellen gelangen kann. Das alles ist völlig normal und lebenswichtig.

Doch mit Typ-2-Diabetes oder dem metabolischen Syndrom klappt es leider nicht so reibungslos: Der Körper braucht aufgrund seiner Unempfindlichkeit (Insulinresistenz) besonders viel Insulin. Zudem dauert es aufgrund der veränderten Insulinsekretion der Bauchspeicheldrüse länger, bis ausreichend Insulin ausgeschüttet ist, um die Glukose in die Zellen zu schleusen. Diese zeitliche Verzögerung führt dazu, dass der Blutzuckerspiegel längere Zeit erhöht bleibt. Zugleich verhindert der erhöhte Insulinspiegel den Fettabbau und fördert die Neubildung von Fettzellen.

Bevor aus dem metabolischen Syndrom ein Typ-2-Diabetes wird, hat die Bauchspeicheldrüse jahrelang große Mengen Insulin produziert und ins Blut abgegeben (Hyperinsulinämie), um den Blutzucker im Normalbereich zu halten. Erst wenn die Bauchspeicheldrüse es nicht mehr schafft, dieser Anforderung gerecht zu werden, steigt der Blutzucker über den Normalwert und der Arzt stellt die Diagnose Typ-2-Diabetes.

Reichen Tabletten nicht aus, um eine gute Stoffwechseleinstellung zu bewirken, muss der Typ-2-Diabetiker Insulin spritzen.

Eine weitere Nebenwirkung kohlenhydratreicher Mahlzeiten ist der Heißhunger.

Kennen Sie das auch? Sie frühstücken gut, bestreichen nach allen Regeln der Empfehlungen Vollkornbrot mit Diätmarmelade oder wählen fettarmen Käse. Doch bereits zwei Stunden nach dieser nicht eben kargen Mahlzeit verspüren Sie schon wieder nagenden Hunger. Er lässt Sie an nichts anderes denken als an Essen. Am liebsten wäre Ihnen jetzt etwas Süßes. Doch süß geht gar nicht – damit würden Sie gegen Ihre Diätempfehlung verstoßen. Da Sie immer noch motiviert sind, den überschüssigen Kilos den Kampf anzusagen, greifen Sie nicht zur Schokolade, sondern zu einer Fruchtschnitte aus dem Reformhaus. »Bio« steht auch noch drauf, also kann es keine schlechte Wahl sein.

Kaum ist sie im Magen verschwunden, meldet sich der Heißhunger schon wieder. Glücklicherweise ist bereits Zeit zum Mittagessen: reichlich Kartoffeln zum Gemüse und als Dessert einen Diätpudding. Es geht doch nichts über einen gut gefüllten Magen. Schade, dass er bereits zur Vesperzeit wieder knurrt und der Gedanke an ein Stückchen Kuchen Sie nur schlecht wieder loslässt. Kuchen ist auch verboten. Also greifen Sie tapfer zu einer weiteren Scheibe Vollkornbrot mit fettarmem Belag. Am Abend haben Sie schon wieder das Gefühl, kurz vorm Verhungern zu sein. Gut, dass Sie auf dem Heimweg beim Bäcker noch ein frisches Brot gekauft haben und herzlichen Glückwunsch übrigens, dass Sie es geschafft haben, an den Nussschnecken vorbeizuhuschen.

Das kommt Ihnen bekannt vor? Seien Sie beruhigt, so geht es vielen Typ-2-Diabetikern und auch vielen Übergewichtigen, die (noch) keinen Diabetes haben. Schauen wir uns einmal an, warum das so ist: Das Vollkornbrot zum Frühstück lässt den Blutzucker steigen. Ja, auch Vollkornbrot hat Kohlenhydrate. Genau wie Toast oder Baguette oder Brezeln oder Wecken. Nachdem die Brote durch den Darm gegangen sind, landen sie als Glukose im Blut. Da Ihr Körper unempfindlich für die Insulinsignale geworden ist, muss die Bauchspeicheldrüse sehr viel Insulin ausschütten. Das lässt Ihren Blutzucker sinken, häufig sogar so weit, dass er nach dem Essen einen tieferen Wert als zuvor erreicht.

Dass zu viel Zucker im Blut nicht gut ist, hatten wir schon. Zu wenig ist aber auch gefährlich, auch dagegen muss etwas getan werden. Deshalb reagiert der Körper mit einem für eine Unterzuckerung (Hypoglykämie) klassischen Symptom: Heißhunger! Stillen wir diesen Heißhunger mit einer kohlenhydratreichen Fruchtschnitte, lässt sie den Blutzucker wieder sehr hoch steigen. Woraufhin die Bauchspeicheldrüse erneut Insulin ausschütten muss. Insulinresistent sind Sie immer noch, also wird wieder viel Insulin kommen, der Blutzucker abermals weit absinken und Ihr Körper wird wieder Heißhunger melden. Die Kartoffeln und der Diätpudding vom Mittagessen lassen das Auf und Ab des Blutzuckers von vorne beginnen …

So fährt Ihr Blutzucker den ganzen Tag Achterbahn. Und bei jedem Absinken des Blutzuckerspiegels unter einen bestimmten Wert werden Sie Hunger bekommen. Das heißt jedoch nicht, dass Sie jedes Mal eine echte Unterzuckerung (Hypoglykämie) haben, also einen Zustand, der schnelle Hilfe durch Traubenzucker verlangt. Es bedeutet lediglich, dass Ihr Blutzucker so weit sinkt, dass dadurch Heißhungerattacken provoziert werden. Sie können sich vorstellen, dass solche über den Tag verteilten Hungerattacken einer Gewichtsabnahme nicht gerade förderlich sind.

Hypoglykämie bedeutet Unterzuckerung. *Sinkt der Blutzucker unter 60 mg/dl und kommt es zu Symptomen wie Heißhunger, Zittern oder Schwitzen, spricht man von einer Unterzuckerung. Sinkt der Blutzucker noch weiter, kommen Symptome wie innere Unruhe, Gereiztheit, Konzentrationsstörungen, Sehstörungen, Sprachstörungen dazu.*

Sofortmaßnahmen bei einer Unterzuckerung: *zum Beispiel vier Täfelchen Traubenzucker oder ein Glas Saft (zwei schnelle Broteinheiten, BE).*

Die Symptome einer Hypoglykämie können bei schlecht eingestelltem Stoffwechsel bereits bei viel höheren Blutzuckerwerten auftreten.

Halten wir fest: Kohlenhydratreiche Mahlzeiten lassen den Blutzucker ansteigen und fordern viel Insulin, das häufig dazu führt, dass der Blutzucker Achterbahn fährt, wodurch Heißhungerattacken provoziert werden. Das reichlich vorhandene Insulin »sitzt« zudem auf den Fettzellen und verhindert die Fettschmelze. Wie sagte ein Schulungsteilnehmer einmal treffend: »Okay, und wie kriege ich das Insulin von meinen Zellen wieder runter?«

Elke N. aus Minden

Schritt für Schritt zum Ziel

Ungefähr ein Jahr bevor bei meinem Mann Martin Typ-2-Diabetes festgestellt wurde, lernte ich die LOGI-Methode kennen. Nach dem letzten Arztbesuch hatte ich wirklich Angst: der Blutdruck zu hoch, das Gewicht zu hoch – mein Körper hatte schon die weiße Fahne gehisst! Mir wurde auf einmal bewusst, was für einen Raubbau ich an meinem Körper betreibe. Nach jahrelangen Diäten war ich mit Diäten und der Psyche durch.

Da drückte mir eine Freundin, der ich heute sehr dankbar bin, das Buch »Die LOGI-Methode« in die Hand und meinte, ich sollte das mal versuchen. Ich las es und sah die LOGI-Methode als meine allerletzte Chance. Ich habe es erst heimlich für mich probiert, damit ich nicht wieder (wie schon so oft) irgendwann als Diätversager dastehe. Was soll ich sagen: Es klappte von Anfang an! Und es tat mir in jeder Beziehung gut! Völlig motiviert hatte ich also mittlerweile alle Voraussetzungen und einige Erfahrungen, um LOGI mit meinem Mann gemeinsam zu starten.

Als bei Martin ein Typ-2-Diabetes festgestellt wurde, waren wir völlig überrascht. Er war 49 Jahre alt, 1,73 Meter groß und wog 96 Kilogramm. Sein Nüchternzucker lag zwischen 160 und 183 mg/dl, sein HbA_{1c}-Wert bei 8,2 Prozent. Das ist viel zu hoch.

Der Arzt gab uns Metformin, 3 x 1 Tablette am Tag, 4 x täglich den Blutzucker kontrollieren und eine Woche später mit dem Blutzuckertagebuch nochmals vorbeikommen. Die Tabletten lehnte ich dankend ab und bat ihn, es erst ohne Medikamente mit der LOGI-Methode probieren zu dürfen. Ich nannte ihm kurz meine Erfahrungen und Erfolge und war ziemlich überzeugt, ihm bald bessere Werte präsentieren zu können. Der Arzt gewährte uns einen Versuch mit LOGI.

Kriegen wir das hin? Ganz am Anfang – wenn der Typ-2-Diabetes diagnostiziert wird – ist es nun leider nicht leicht. Es bedeutet, dass der Körper schon länger leidet, auch wenn es vorher niemand bemerkt hat. Es war also höchste Zeit, etwas zu tun. Dennoch war ich zunächst etwas bedröppelt. Ich hatte zwar mehrere Bücher zur Hand, aber zum ersten Mal wusste ich gar nicht, was ich Martin zum Frühstück machen sollte. Nicht mehr eben schnell ein Brötchen vom Bäcker. Ich suchte nach Alternativen und vereinbarte mit Martin, falls sie ihm nicht schmecken würden, dass wir dann auf ein Vollkornbrötchen mit frischem Gemüse und ein bis zwei Eier zurückgreifen können.

Wir überlegten uns einen Plan: Im nächsten halben Jahr wollten wir versuchen, dass Martin sein Gewicht um zehn Kilogramm verringert. Wir beschlossen, es locker anzugehen. Sollte es nicht in sechs Monaten klappen – dann eben in zwölf Monaten. Mit zu unserem Plan gehörte auch der Vorsatz, uns vom Couchpotatoe-Dasein zu verabschieden und zu versuchen, jeden Tag eine knappe Stunde zu walken. Das würde Martins Blutzucker gut tun und mir sicherlich auch nicht schaden. Ich war total überzeugt, dass wir es schaffen konnten!

Unsere Testphase haben wir bestens überstanden. Martins Arzt war überrascht und sehr zufrieden mit den Ergebnissen, die wir ihm präsentierten. Die Laborwerte bestätigten uns in dem, was wir taten. Wir bekamen nun grünes Licht, und das ermutigte uns noch mehr zum Weitermachen.

Uns geht es mittlerweile sehr gut. Wir haben beide abgenommen, unsere Essgewohnheiten komplett geändert und treiben fast täglich Sport. Schön ist, dass wir LOGI gemeinsam machen und so zusammen genießen können, denn LOGI ist kein Verzicht, sondern Genuss!

Martin isst morgens noch Vollkornbrot und ansonsten Fisch oder Fleisch mit Salat beziehungsweise Gemüse. Wenn er naschen möchte, greift er zu ein paar Walnüssen, Erdnüssen oder Pistazien. Als Zwischenmahlzeit oder Nachtisch gibt es Naturjoghurt oder Quark, lecker zubereitet. Durch die abendliche Bewegung gibt es sogar einen kleinen Raum für »BZ-sündfreie« Ausnahmen, die sich jedoch im Rahmen halten.

Martins Gewicht hat sich nach zehn Monaten bei 83 bis 85 Kilogramm eingependelt. Seine morgendlichen Zuckerwerte liegen zwischen 93 und 103 mg/dl. Unser Plan, einen HbA_{1c} von 6,5 Prozent zu erreichen, haben wir mit einem stabilen Wert von 6,3 Prozent mehr als erfüllt.

Unser Ziel für die nächsten sechs bis zwölf Monate ist, einen HbA_{1c} von 6,0 Prozent zu erreichen und auf die halbe Tablette Metformin, die Martin noch nimmt, zu verzichten. Wir werden auf jeden Fall LOGIsch weitermachen. Ich bin gespannt wie ein Flitzebogen, wie es weiter geht.

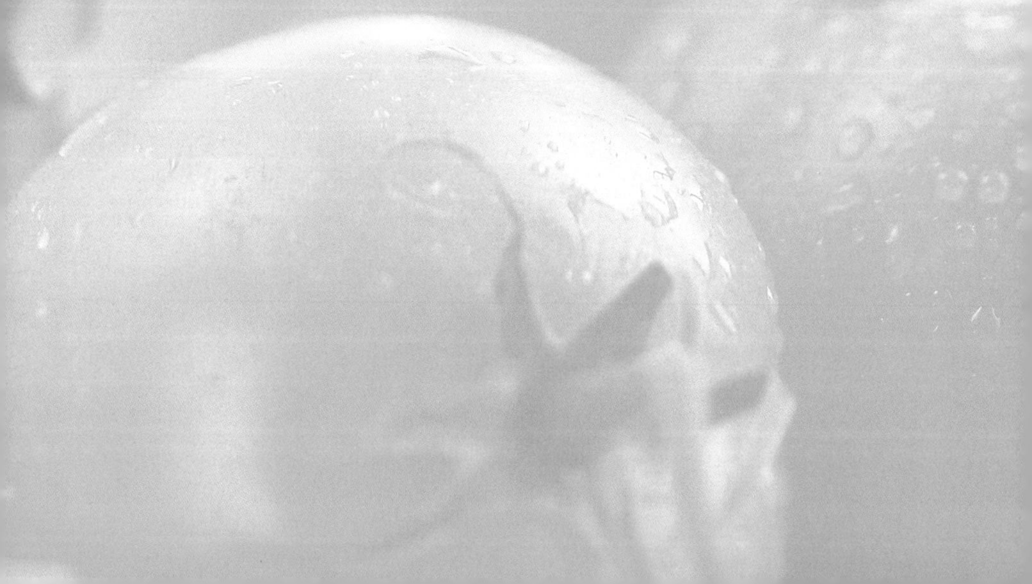

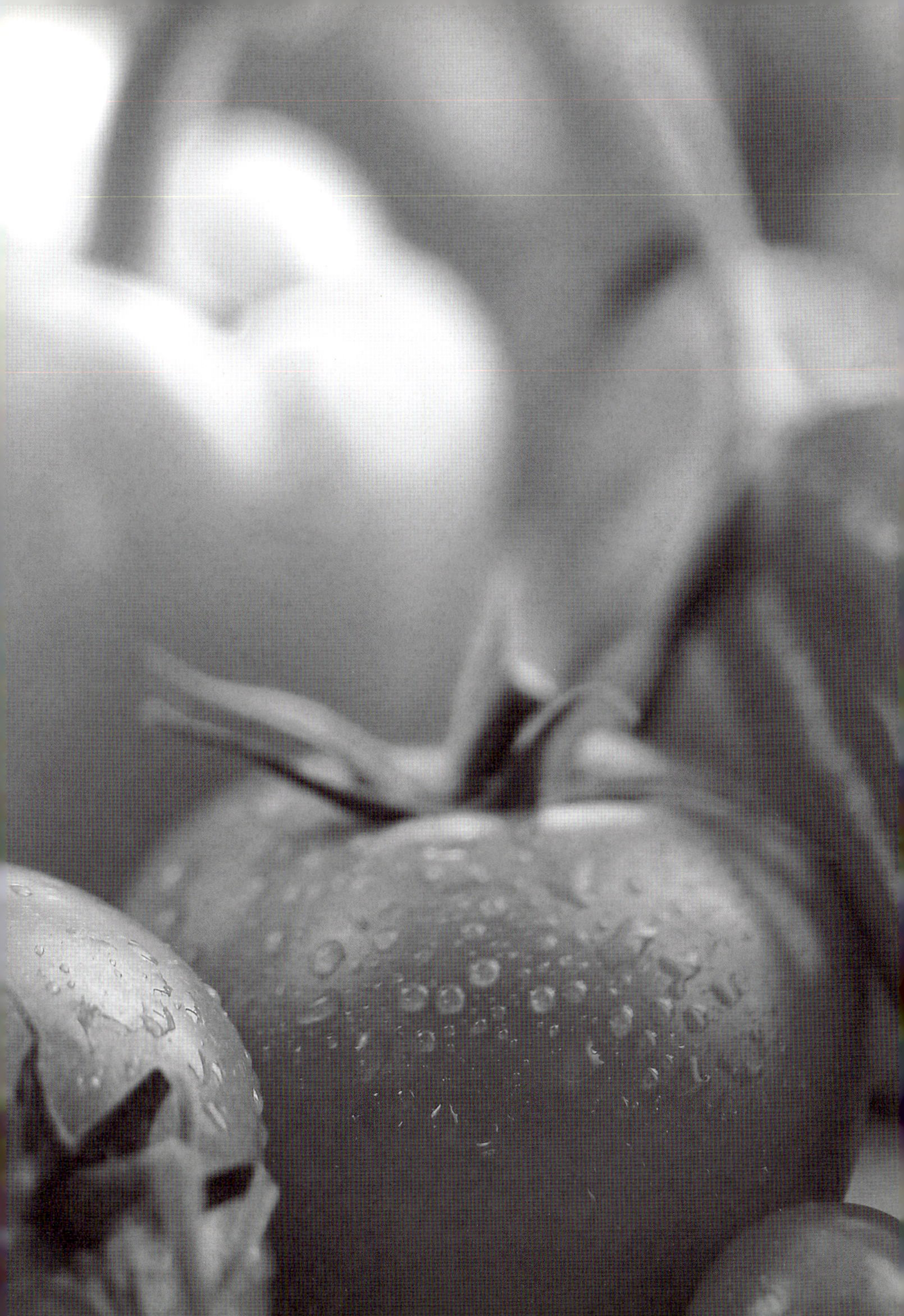

Die beste Diät taugt nichts …

… wenn sie nicht durchgehalten wird. Diese zahlreichen kurzfristig angelegten Wunderdiäten, die uns in wenigen Tagen schlank werden lassen wollen, tragen auf lange Sicht nur dazu bei, dass wir immer dicker werden. Das liegt nicht an unserer Willenskraft, sondern an den Diäten. Der Körper geht an seine Fettreserven, wenn weniger Kalorien aufgenommen als verbraucht werden (negative Energiebilanz). Deswegen funktioniert im Prinzip jede Art von Diät – aber nur so lange, wie man sie durchhält. Wir müssen Ihnen daher die Illusion nehmen, dass es funktioniert, sich drei Monate am Riemen zu reißen, eine ernährungsemotionale Askese zu durchleben, um dann wie Phönix aus der Asche erschlankt emporzusteigen. Sobald Sie Ihre Diät ad acta gelegt haben, kommen die Kilos wieder.

Diät bedeutet dem Ursprung nach Lebensweise. Das sollten Sie bei Ihrer Gewichtsabnahme im Hinterkopf behalten. Um Ihr reduziertes Körpergewicht dauerhaft zu halten, müssen Sie eine Lebens- und Essweise finden, die Sie beibehalten können. Fangen wir aber nicht beim Gewicht halten, sondern beim Abnehmen an.

Aus der Reserve locken

Wie schafft man es, seinen Körper dazu zu bringen, an seine Reserven zu gehen, ohne dabei den ganzen Tag Hunger leiden zu müssen? Schauen wir uns dazu einen gewöhnlichen Tag aus dem Leben eines Menschen an, der sich dazu entschließt abzunehmen.

Bis es soweit ist, kann schon eine Weile vergehen. Zunehmen geschieht ja nicht über Nacht. Doch wir Menschen beherrschen die Kunst des Verdrängens ganz ausgezeichnet. Natürlich spürt man schon länger, dass die Hosen enger sitzen. Sie kneifen beim Hinsetzen, und der Gürtel hat auch nur noch die Funktion eines Accessoires. Eine Stimme im Hinterkopf flüstert einem seit Wochen leise zu: »Nein, es kann nicht sein, dass du alle Hosen zu heiß gewaschen hast. Im Trockner waren sie auch nicht!« Es kommt der Morgen, an dem man seinen ganzen Mut zusammennimmt und sich auf die Waage stellt. Die Augen mutig auf die Skala gerichtet. Wie sollte es anders sein? Der Zeiger schlägt ungnädig zu weit nach rechts aus. Da ist sie, die Gewissheit. Es ist ja nicht so, dass man es nicht schon längst geahnt hätte, aber so schwarz auf weiß oder digital angezeigt, kann es einem ganz schön den Tag verderben.

Viele sagen in solchen Momenten: »Ab morgen mache ich Diät.« Andere nehmen den Kampf gegen die Kilos ohne Umschweife auf. Das erste, was ausfällt, ist das Frühstück. Zu tief sitzt der Schock, den die Waage einem verpasst hat. Im Büro knurrt der Magen bereits gehörig. Bestens, dass die Kaffeemaschine stets gut gefüllt ist, so kann man versuchen, den knurrenden Magen mit Koffein zu betäuben. Zwischen zwei Telefonaten wird der Einkaufszettel geschrieben. Endlich Mittagspause! In der Kantine ist schnell ein großer Salat bestellt. Der Tischnachbar schaut verlegen rüber und fragt: »Na, auf Diät?« Man nickt seinem Gegenüber höflich zu und knabbert am nächsten Blatt. Den später angebotenen Geburtstagskuchen eines Kollegen umgeht man höflich mit den Worten: »Nein danke, ich mache gerade Diät.« Dafür hat jeder Verständnis. Stattdessen greift man zu den Karotten, die man sich morgens noch schnell aus dem Kühlschrank geangelt hat, und hofft, damit den Hunger zu stillen.

Nach Feierabend geht es ohne Umwege in den Supermarkt, um ordentlich für die Diät einzukaufen. Zum Abendbrot gibt es das neuste, laut Werbung besonders wertvolle, Knäckebrot mit pflanzlichem Brotaufstrich und einen großen Salat. Endlich satt! Vor dem Fernseher auf der Couch liegend ist man ein wenig stolz, dass der erste Diättag so gut geklappt hat. Nun hat man sich das Füßehochlegen und den Krimi redlich verdient. Wenn nur diese ewigen Werbeblöcke nicht wären. Immer inmitten der spannendsten Szenen. Und was machen die? Die essen! Der Magen könnte schon wieder etwas vertragen. Aber man hat ja gerade erst gegessen. Also tapfer bleiben. Gut, dass der Film weitergeht. Kaum ist man wieder in die Handlung versunken, kommt der nächste Werbeblock und reißt einen in die bittere Diätrealität zurück. Die essen immer noch. Man könnte ja mal schauen, was noch so im Kühlschrank ist. Vorm Kühlschrank angelangt zögert man einen Augenblick. Soll ich wirklich noch etwas essen? Ich bin doch auf Diät. Nein, standhaft bleiben. Zurück auf der Couch geht zum Glück der Film auch schon weiter. Der nächste Werbeblock kommt bestimmt. Dieses Hin- und Herlaufen zwischen Couch und Kühlschrank ist gar nicht schlecht. Das verbrennt wenigstens noch ein paar Kalorien. Leider ist es spätestens beim letzten Werbeblock mit der Contenance vorbei. Wo ist etwas zu essen?! Im Kühlschrank ist nur noch Gemüse und Naturjoghurt. Man fängt an zu suchen. Irgendwo muss doch noch etwas Leckeres zu finden sein …

Kennen Sie das auch? So oder so ähnlich sehen häufig die ersten Tage einer Abspeckdiät aus. Sobald man sich dazu entschlossen hat, ist man den ganzen Tag mit Essen beschäftigt: Wann gibt es wieder etwas? Was darf ich noch? Was koche ich mir später? Wie viel Kalorien hatte ich schon? Auch das ist normal. Es liegt daran, dass wir bei einer Diät weniger essen und deswegen nie richtig satt sind. Unser Magen ist nie ganz gefüllt, und das gefällt unserem Sättigungsgefühl nicht. Deswegen denkt man während einer Diät unentwegt ans Essen.

Wie funktioniert Sättigung?

Ganz einfach. Stellen Sie sich Ihren Magen wie einen Fußball vor. Sind Sie satt, ist der Magen wie ein Ball kugelrund aufgepumpt. Sobald er sich leert und die Magenwände allmählich schlaff werden, wie bei einem Fußball, dem Luft entweicht, tritt ein Hormon Namens Ghrelin seine Arbeit an und sorgt für ein kleines Hungergefühl. Dieses Gefühl wird umso stärker, je mehr die Magenwände durchhängen: Je schlaffer der Ball, umso ausgeprägter wird der Hunger.

Essen wir aus diätetischen Gründen weniger, wird der Ball nicht richtig aufgepumpt und das Hormon hält nie ganz still. Daraus ergibt sich die logische Schlussfolgerung, dass wir zusehen sollten, unseren Magen mit wenigen Kalorien möglichst gut zu füllen. Das Schöne daran ist, dass unser Magen keine Ahnung von Kalorien hat. Womit wir ihn prallvoll machen, ist ihm zunächst einmal egal. Sein Bestreben ist allein, »aufgepumpt« zu sein. Wir könnten ihn mit Trüffelpralinen füllen oder mit Sand – für unser Sättigungsgefühl macht das erst einmal keinen Unterschied. Das Ghrelin-Hormon tritt unerbittlich seine Arbeit an, sobald die Magenwände schlaffer werden. Wir müssen also dafür sorgen, dass wir möglichst gut und lange gesättigt sind, obwohl wir weniger Kalorien aufnehmen, als wir verbrauchen. Das ist mit LOGI ganz einfach. Auf den Punkt gebracht heißt das: clever sättigen.

Clever sättigen – clever genießen

Die LOGI-Methode ist eine Ernährungsform, die es für viele Menschen zu einem Vergnügen werden lässt, auf Diät zu sein. Die Methode basiert auf den neusten wissenschaftlichen Erkenntnissen über gesunde Ernährung. LOGI steht für **Lo**w **G**lycemic and **I**nsulinemic Diet, was so viel bedeutet wie: Diät, die den Blutzucker und den Insulinspiegel niedrig hält.

LOGI ist eine kohlenhydratreduzierte, eiweißbetonte und fettbewusste Ernährung, von der Menschen mit Typ-2-Diabetes und seiner Vorstufe, dem metabolischen Syndrom, vielfältig profitieren. Die therapeutischen Zielvorgaben werden sehr viel leichter erreicht als unter den noch aktuellen Ernährungsempfehlungen der Deutschen Diabetes-Gesellschaft. Der Blutzuckerverlauf wird sofort stabiler, große Schwankungen werden vermieden und gefährlich hohe Blutzuckerwerte nach dem Essen (postprandiale Blutzuckerspitzen) werden verhindert.

In unserem Blut schwimmt nicht nur Zucker, sondern (unter anderem) auch Fett und Cholesterin. Blutfette heißen beim Arzt Triglyzeride, das Cholesterin wird meist in »gutes« HDL-Cholesterin und »schlechtes« oder »böses« LDL-Cholesterin unterteilt. Zu viel Triglyzeride und LDL sind riskant für Herz und Gefäße, ebenso wie zu wenig HDL. Zusammen werden die Blutfette und die Cholesterine als Blutlipide bezeichnet.

Was mich bei meinen Patientenschulungen immer wieder aufs Neue fasziniert, sind die Verbesserungen bei den Blutfetten und beim Cholesterin: Zu den klassischen Begleiterscheinungen des Typ-2-Diabetes gehört, dass das gute HDL-Cholesterin sinkt und die Triglyzeride steigen. Schon kurz nach einer Umstellung auf die LOGI-Ernährung verbessern sich diese Werte deutlich: Das HDL steigt, und die Triglyzeride sinken. Mit manchen im Vorfeld ungläubigen Patienten habe ich mich zu Wetten hinreißen lassen. Ich habe sie alle gewonnen. Das hat nichts mit Glück zu tun, und es grenzt auch nicht an ein Wunder, sondern beruht allein auf Fakten. Es ist längst durch Studien bewiesen, dass sich die übliche kohlenhydratreiche, fettarme Kost negativ auf die Blutfette und das »gute« HDL-Cholesterin auswirkt und dass sich die Triglyzeride durch weniger Kohlenhydrate im Essen hervorragend senken lassen.

Das Allerbeste kommt aber noch: Selbst wenn Sie kein Gramm abnehmen würden, werden Sie mit LOGI diese positiven Auswirkungen auf Ihren Stoffwechsel erreichen. Aber keine Sorge: Sie werden Gewicht verlieren!

Im nächsten Kapitel werfen wir einen Blick darauf, was sich hinter clever sättigen mit LOGI genau verbirgt.

Dr. med. Thorsten Siegmund

Spannende Ergebnisse mit LOGI

Seit ich Arzt bin, hat mich der menschliche Stoffwechsel in der Medizin am meisten fasziniert. Deswegen suchte ich mir auch gezielt eine Stelle mit diesem Schwerpunkt und verbrachte die ersten acht Jahre meiner ärztlichen Tätigkeit in der Universitätsklinik Frankfurt am Main an der I. Medizinischen Klinik für Endokrinologie, Diabetologie und Stoffwechsel. Hier war ich unter anderem für den Aufbau des Diabetesschulungs- und Stoffwechselzentrums verantwortlich und habe viele Jahre in der Stoffwechselambulanz gearbeitet. Hier wurden all die Erkrankungen therapiert, die in Zusammenhang mit Übergewicht und Adipositas auftraten, also der Diabetes mellitus Typ 2, Fettstoffwechselstörungen, Bluthochdruck sowie eine Reihe weiterer Komplikationen.

In der Ambulanz gab es eine spezielle Sprechstunde für Menschen mit Übergewicht, die von uns Ärzten gemeinsam mit unseren Diätassistentinnen betreut wurden. Mir war früh klar, dass Lebensstilmaßnahmen, also Ernährung und körperliche Aktivität, enorm wichtig sind und dass damit häufig bessere Ergebnisse zu erzielen waren als alleine mit Medikamenten. Allerdings fiel mir damals auch schon auf, dass insbesondere die insulinpflichtigen Diabetiker große Probleme damit hatten, Gewicht zu verlieren.

Wie damals üblich, wurde auch bei uns eine kohlenhydratreiche und fettarme Ernährung empfohlen. Wirklich begriffen habe ich nie, warum die Fachgesellschaften diese Ernährung empfohlen hatten, wo doch klinisch offensichtlich war, dass Abnehmen umso schwieriger wird, je mehr Insulin man spritzt. Und viel Kohlenhydrate bedeutet eben auch viel Insulin. Noch erstaunlicher fand ich schon damals, dass kaum Untersuchungen existierten, die den Vorteil dieser Ernährungsstrategie belegen konnten.

2002 bekam ich das Angebot, als Oberarzt ins Klinikum Bogenhausen zu wechseln. Mein wissenschaftliches Interesse entwickelte sich weg von der Grundlagenforschung, zunehmend in Richtung klinische Forschung. Ein Schwerpunkt war das diabetische Herz, ein zweiter ist bis heute die Blutzuckervariabilität, also die Blutzuckerschwankungen, die man mithilfe von kontinuierlichen Glukosesensoren überprüfen kann. Je ausgeprägter die Schwankungen sind, desto ungünstiger der Effekt auf die Gefäße wichtiger Organe. In den letzten Jahren wurden im Bereich Ernährung interessante Studien veröffentlicht. Sie zeigen, dass für Menschen mit Diabetes und für Menschen, die Gefahr laufen, einen Diabetes zu entwickeln (metabolisches Syndrom) kohlenhydratverminderte Ernährungsformen besonders interessant sind. Ich finde diese Ergebnisse sehr spannend. Sie zeigen beispielsweise, dass man mit verschiedenen Ernährungsformen vergleichbar Gewicht verlieren kann und dass zum Beispiel eine Mittelmeerdiät und eine »Low-Carb«-Ernährung eine effektive Alternative zur kohlenhydratreichen »Low-Fat«-Diät darstellen. Entscheidend sind für mich jedoch die Zusatzeffekte der kohlenhydratreduzierten Ernährungsformen auf den Fettstoffwechsel und andere Laborwerte, die wir heute nutzen, um Herz-Kreislauf-Risiken besser einschätzen zu können.

So überprüften wir in unserer Forschergruppe vor kurzem die Einflüsse verschiedener Therapien auf die Herzfunktion bei Patienten mit Diabetes. In einer Pilotstudie konnten wir den positiven Effekt einer »Low-Carb«-Ernährung nach dem LOGI-Prinzip auf die Herzfunktion nachweisen, was mit den geringeren Blutzuckerschwankungen durch die reduzierte Kohlenhydratmenge zusammenhängen könnte – ein phänomenales Ergebnis.

Es wird höchste Zeit, dass die Fachgesellschaften auch in Deutschland von der ausschließlichen Präferenz einer fettreduzierten, kohlenhydratreichen Ernährungsform für Metaboliker und insbesondere Diabetiker abrücken. Die USA ist Deutschland hier voraus und hat gerade die Low-Carb-Ernährung als eine Alternative in die Empfehlungen für Patienten mit Diabetes aufgenommen. Evidenz ist mittlerweile ausreichend vorhanden. Meiner Ansicht nach werden kohlenhydratreduzierte Ernährungsformen nach dem LOGI-Prinzip mittelfristig den lange propagierten, aber nicht selten erfolglosen fettarmen Diäten den Rang ablaufen. »Low-Fat« alleine determiniert eben nicht das Körpergewicht, nicht das Körperfett und auch nicht eine Reihe weiterer relevanter Risikofaktoren. Wichtig ist jedoch, bei den »Low-Carb«-Varianten zu differenzieren. Aus meiner Sicht sollten wir eine Ernährung anstreben, die hohe Blutzuckerspitzen nach den Mahlzeiten und damit die Hyperinsulinämie mindert, Fettstoffwechselstörungen reduziert, erhöhten Blutdruck senkt, Gewichtskontrolle ermöglicht, eine hohe Nährstoffversorgung gewährleistet und dennoch Genuss und Lebensqualität fördert. Diese Ernährungsform ist hier in Deutschland unter dem Begriff LOGI (Low Glycemic and Insulinemic Diet) bekannt. Sie wurde erstmalig in den Ernährungsrichtlinien des Joslin Diabetes Centers der amerikanischen Harvard-Universität beschrieben, einer der weltweit einflussreichsten Diabetes-Forschungsinstitutionen.

Dr. med. Thorsten Siegmund ist Leitender Oberarzt, Internist, Endokrinologe, Diabetologe DDG, Ernährungsmediziner DGEM der Klinik für Endokrinologie, Diabetologie und Angiologie am Städtischen Klinikum München GmbH, Klinikum Bogenhausen

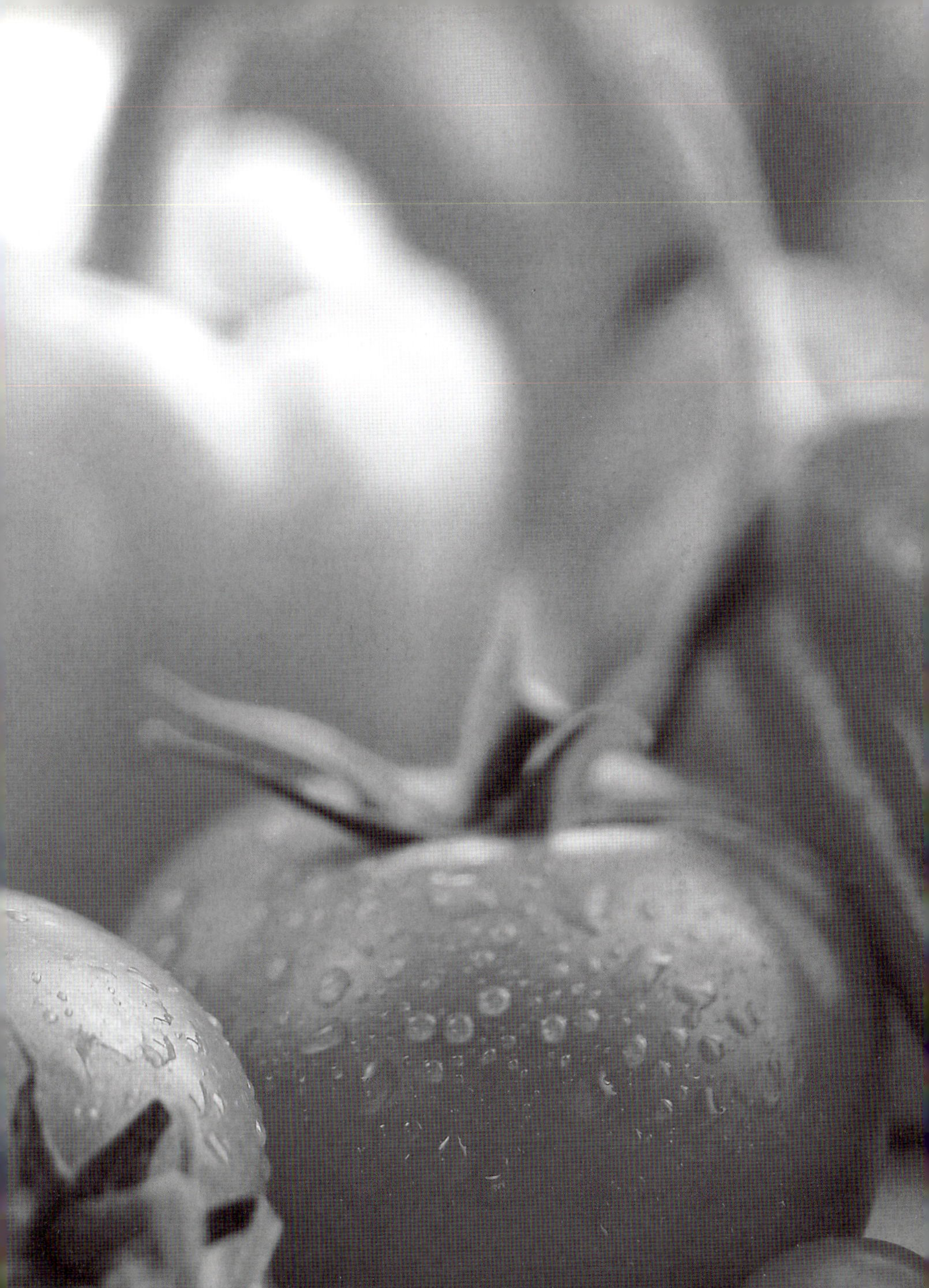

LOGI – Genuss statt Frust!

Halten wir vorab noch einmal fest, was wir erreichen wollen: Wir wollen Körperfett verlieren. Das können wir erreichen, indem wir

- die erhöhten Insulinspiegel im Blut senken und dadurch die Fettverbrennung wieder in Gang bringen,
- starke Blutzuckerschwankungen vermeiden und so Heißhungerattacken verhindern.

Mit alldem wollen wir zusätzlich:

- den Blutzucker,
- die Blutfette,
- die Cholesterinwerte
- den Blutdruck und
- gegebenenfalls die Harnsäurewerte positiv beeinflussen.

Das alles drängt den (Prä-)Diabetes zurück und sorgt für ein geringeres Risiko für Folgeerkrankungen oder einfacher gesagt: für Gesundheit und Wohlbefinden.

Diesem Vorhaben sehen wir äußerst optimistisch entgegen. Denn mit LOGI ist das alles möglich – und dazu noch so, dass es weiterhin schmeckt! Beginnen wir also mit unserem Abenteuer Gewichtsabnahme. Die LOGI-Pyramide zeigt, wie es geht.

Wie lässt es sich bewerkstelligen, dass der Körper sich ohne Hungerqualen von seinen Fettreserven trennt? Wie Sie wissen, hat unser Magen keine Ahnung von Kalorien. Deswegen sollten wir unsere Mahlzeiten so gestalten, dass sie den Magen gut füllen und dennoch wenige Kalorien enthalten. Dann werden wir mit weniger Kalorien trotzdem satt. Dabei ist uns das Wasser eine große Hilfe. Wasser ist das einzige Nahrungsmittel mit NULL Kalorien. Sie kennen wahrscheinlich den Tipp, vor dem Essen ein großes Glas Wasser zu trinken? Das Wasser füllt den Magen und sorgt für eine erste Dehnung der Magenwände, wodurch das Sättigungsgefühl früher einsetzt. Bei der folgenden Mahlzeit wird dann weniger gegessen. Diesen Tipp kann man anwenden. Man kann den Vorteil der Kalorienfreiheit aber auch nutzen, indem man wasserreiche Nahrungsmittel bevorzugt. Womit wir bei der Basis von LOGI angekommen sind.

Selten: Verarbeitetes Getreide (Weißmehl), Süßigkeiten.

Wenig: Vollkornprodukte, Kartoffeln, Nudeln und Reis.

Häufig: Milchprodukte, Eier, mageres Fleisch, Fisch, Nüsse und Hülsenfrüchte.

Oft: Obst und stärkefreies Gemüse, zubereitet mit gesundem Öl.

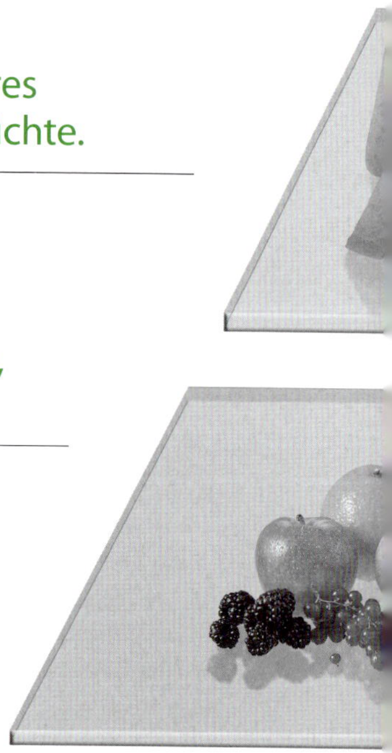

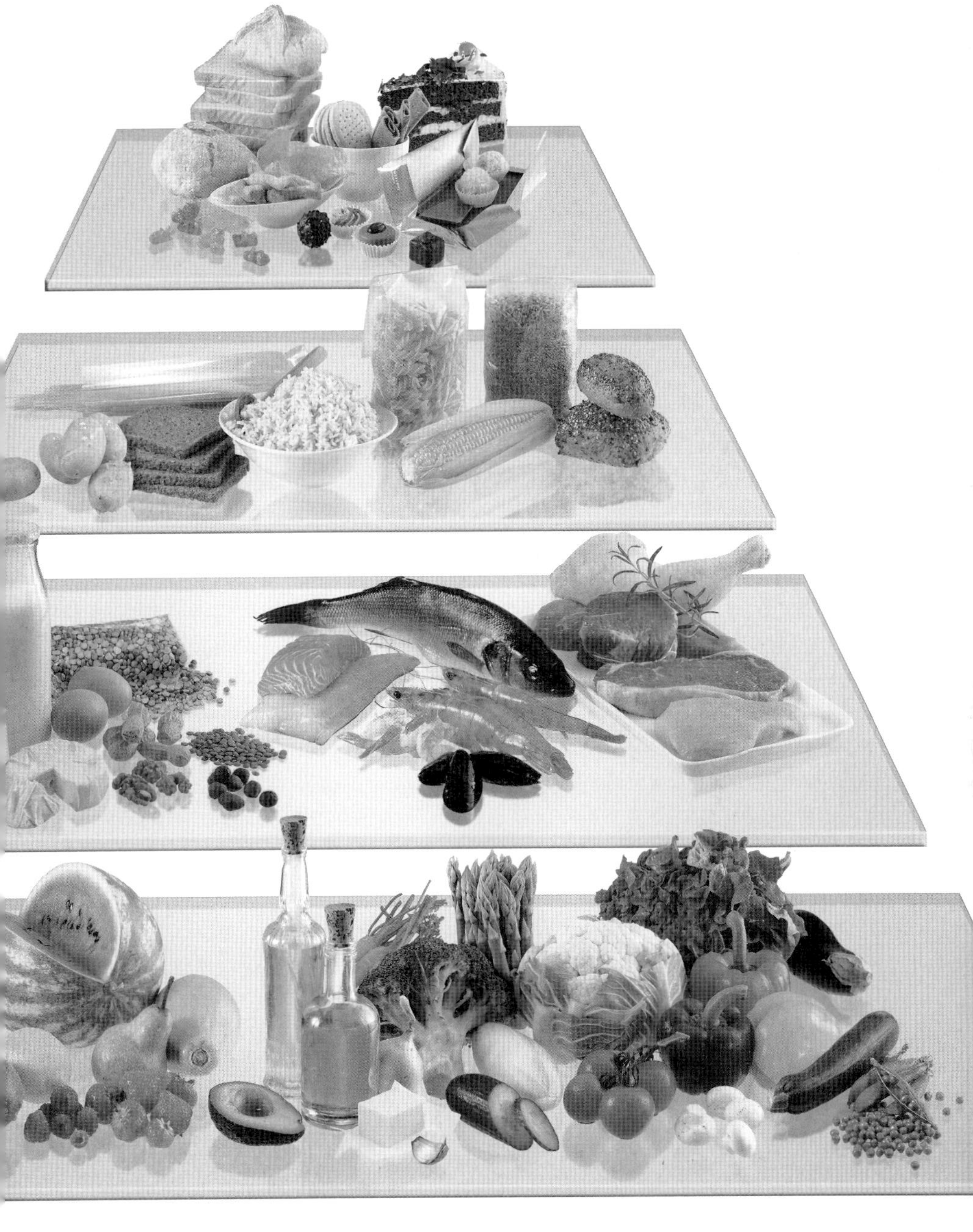

Die LOGI-Pyramide nach Dr. Nicolai Worm. Überarbeitete Fassung 08/2009

Vier Stufen zum Wohlfühlen

Auf der untersten Stufe der LOGI-Pyramide liegen Gemüse, Salate und Obst. Neben Ballaststoffen und wichtigen Nährstoffen enthalten diese Lebensmittel einen großen Anteil Wasser. Es nimmt viel Platz im Magen ein, dehnt die Magenwände und sorgt dadurch für ein erstes Sättigungssignal. Sie kennen das sicher: Sie essen eine riesige Schüssel Salat leer und fühlen sich wie kurz vor dem Platzen. Aber nach einer Stunde haben Sie schon wieder Hunger. Das ist kein Wunder. So schön das wasserreiche Gemüse den Magen füllt, genauso schnell ist der Magen damit »fertig«. Er dreht es dreimal um, und dann geht es schon Richtung Ausgang und die Magendehnung lässt nach.

Wie kann man das vermeiden? Denken Sie einmal an Speisekarten in Bistros und Schwimmbädern. Die Salate, die dort oft »Fitness-Teller« heißen, machen im Gegensatz zu Salat pur lange satt. Auch wenn man annehmen könnte, es läge am Preis, liegt es dennoch an den Zutaten. Woraus bestehen diese Salate? Neben Tomaten, Gurken, Karotten meist aus Blattsalaten der Saison. Dazu gibt es allerdings immer noch eine weitere Komponente: Eiweiß! Hühner- oder Putenbruststreifen, Schinken, geraspelten Käse, Thunfisch, Feta, Eier oder Meeresfrüchte. Eiweiß hat im Vergleich zu Kohlenhydraten und Fett die stärkste sättigende Wirkung. Also: Das wasserreiche Gemüse füllt den Magen und das Eiweiß sorgt dafür, dass die Sättigung lange anhält.

Viele Menschen sind der Meinung, Kohlenhydrate sättigen am besten. Kohlenhydrate sättigen schon gut, allerdings nicht lange. Und bis sich ein Sättigungsgefühl einstellt, hat man meist schon reichlich Kalorien aufgenommen. Das kann jeder für sich überprüfen und ausprobieren. Ein Beispiel: Ein fettarm belegtes Brötchen hat etwa 330 Kalorien. Ein durchschnittlich großes Schnitzel hat um die 170 Kalorien, also nur knapp die Hälfte. Da bliebe noch genügend Raum für eine große Portion Salat oder Gemüse. Trotzdem läge man noch immer unter der Kalorienmenge eines einzelnen Brötchens. Was hält Sie länger satt? Ein mager belegtes Brötchen oder ein Schnitzel mit Salat? Eine lang anhaltende Sättigung ist außerordentlich wichtig, wenn man dauerhaft eine negative Energiebilanz erreichen möchte. Keine Angst, Sie müssen keinen Salat mit Schnitzel zum Frühstück essen. Dieses Beispiel dient nur zur Verdeutlichung, wie »gut« Kohlenhydrate sättigen.

Immer noch nicht überzeugt, dass Eiweiß länger und schneller sättigt? Sie könnten einen weiteren Selbstversuch starten. Probieren Sie einmal aus, wie viele hart gekochte Eier Sie auf einmal essen können. Die meisten sagen zwei. Stattliche Herren bringen es auch auf drei bis vier. Natürlich bekäme man, wenn es um Leben oder Tod gehen würde, noch ein paar mehr hinunter. Aber es geht nur darum, wie viele Sie brauchen, um gut gesättigt zu sein. Bleiben wir bei zwei oder drei Eiern. Die liefern 180 bis 270 Kalorien. Das sind nur 10 bis 15 Prozent des Tagesbedarfs, aber man ist lange satt. Diesen Eiweißeffekt gilt es zu nutzen. Deswegen befinden sich die eiweißreichen Lebensmittel auf der zweiten Stufe der LOGI-Pyramide.

Zum Abnehmen wird noch immer häufig das Fettsparen empfohlen. Fett hat doppelt so viele Kalorien wie Eiweiß und Kohlenhydrate. Rein theoretisch lassen sich daher durch Fettsparen schnell viele Kalorien sparen. Praktisch sieht es aber so aus, dass fettarmes Essen von den meisten Menschen als wenig schmackhaft empfunden wird. Das mag einer der Gründe dafür sein, dass nur etwa fünf Prozent derjenigen, die mit fettarmer Diät abgenommen haben, es schaffen, das geringere Gewicht auch zu halten.

Da Typ-2-Diabetes eine chronische Erkrankung ist, macht es wenig Sinn, schnell Gewicht abzunehmen, wenn dies anschließend nicht gehalten werden kann. Der Gedanke: »Wenn ich fertig bin mit meiner Diät, DANN esse ich dieses und jenes« ist der erste Schritt zum Jo-Jo-Effekt. Es spricht überhaupt nichts dagegen, eine etwas kalorienreichere Mahlzeit zu verzehren. Entscheidend ist, dass sie lange satt hält und dass nicht nach zwei Stunden schon wieder ein Snack nötig wird.

Kohlenhydrate haben durch ihre Wirkung auf den Blutzucker vor allem bei insulinresistenten Menschen eine Appetit fördernde Wirkung. Denken Sie an die Achterbahnfahrt des Blutzuckers und dessen Wirkung auf den Insulinspiegel, die Hunger auslöst. Dadurch gestaltet sich das Kaloriensparen nicht gerade einfacher. Kritiker mögen argumentieren, dass Typ-2-Diabetiker auch mit 45 bis 60 Prozent Kohlenhydraten Gewicht verlieren können. Selbstverständlich ist das möglich. Es ist mit diesem hohen Kohlenhydratanteil aber schwieriger und mühsamer durchzuhalten. Auch die Tatsache, dass bei kohlenhydratreicher, fettarmer Kost die Blutfette ansteigen, muss als negativ hervorgehoben werden.

LOGI funktioniert ohne akribisches Kalorien- oder Fettaugenzählen. Es genügt, anhand der LOGI-Pyramide zu essen: Die unterste Stufe der Pyramide mit den wassereichen, kalorienarmen Lebensmitteln als Basis der Ernährung schafft kalorisch Platz für etwas mehr Fett. Deswegen befinden sich auf der untersten Pyramidenstufe auch zwei Fläschchen mit gutem Öl und ein Stückchen Butter. Das kommt dem Geschmacks- und Genussempfinden vieler Menschen näher als besonders fettarme Mahlzeiten.

Auf die zweite Stufe mit den eiweißreichen Sattmachern folgen weiter oben die kohlenhydratreichen Lebensmittel. Sie sind keineswegs verboten – Verbote sind keine guten Begleiter bei Tisch. Allerdings wird ihr Verzehr bei LOGI reduziert. Wer nach der LOGI-Pyramide isst, sorgt durch die moderate Kohlenhydratreduktion für flache, stabilere Blutzuckerverläufe. Die gefürchteten postprandialen Blutzuckerspitzen (hohe Werte nach dem Essen) werden mühelos vermieden.

Trugschluss Glyx

Viele Ernährungsempfehlungen richten sich nach dem glykämischen Index (abgekürzt Glyx oder GI) der Lebensmittel. Der besagt beispielsweise, dass Vollkornbrot günstiger ist als Weißbrot, weil es aufgrund seines Ballaststoffanteils den Blutzucker langsamer ansteigen lässt. Dagegen ist nichts zu sagen. Es ist auch der Grund dafür, warum die Kohlenhydratlieferanten in der LOGI-Pyramide auf zwei Stufen verteilt sind: Auf der oberen sind die mit dem höheren Glyx, auf der unteren jene mit moderaten Glyx-Werten. Doch der glykämische Index ist nicht alles, wenn es um Kohlenhydrate geht, und deswegen befinden sich alle Kohlenhydratträger in der Pyramidenspitze. Das heißt, sie sollen generell nur in moderaten Mengen genossen werden. Denn auch hier gilt wie so oft: Die Menge macht's!

Die Sache ist so: Vollkornbrot lässt den Blutzucker aufgrund eines moderaten Glyx langsamer steigen als Weißbrot mit seinem hohen Glyx. Weil der Glyx aber nicht die Verzehrsmenge berücksichtigt, haben zwei Scheiben Vollkornbrot immer noch einen niedrigen Glyx. Sie lassen den Blutzucker aber höher ansteigen als eine Scheibe Weißbrot, weil sie mehr Kohlenhydrate enthalten. Je mehr Zucker ins Blut gelangt, desto mehr Insulin ist nötig, um ihn wieder zu senken. Deswegen stehen kohlenhydratreiche Lebensmittel wie Brot, Gebäck, Backwaren, Nudeln und Reis in der LOGI-Pyramide oben.

LOGI bezieht also nicht nur den Glyx, sondern auch die Menge der Kohlenhydrate mit ein. Das nennt man die glykämische Last oder kurz GL. Sie kennen das in ähnlicher Form vielleicht schon von der Broteinheit (BE). Mit der glykämischen Last lässt sich der Blutzuckeranstieg zwar genauer als mit der BE voraussagen, aber Sie sind bereits auf einer guten Fährte, wenn Sie die Empfehlungen aus der Diabetesschulung über die Auswahl der Kohlenhydrate (schnelle und langsame) beachten und sich bei der Zusammenstellung Ihrer Mahlzeiten an der LOGI-Pyramide orientieren.

Falls Sie unsicher sind, nutzen Sie Ihr Blutzuckermessgerät und überprüfen Sie zwei Stunden nach der Mahlzeit, ob Ihr Blutzucker im guten Bereich liegt.

Zwei Stunden nach der Mahlzeit sollte der Blutzucker unter 140 mg/dl liegen.

Saure oder süße Früchtchen?

Obst hat wie Gemüse neben reichlich Vitaminen, Mineral- und Ballaststoffen einen hohen Wasseranteil. Allerdings auch relativ viel Zucker. Gelegentlich geistert noch die Empfehlung herum, Diabetiker dürften nur saure Äpfel essen. Das ist Unsinn. Es gibt nur einen Grund, warum Sie saure Äpfel bevorzugen sollten: Falls sie Ihnen besser schmecken als süße! Ihren Blutzucker beeinflussen beide gleich. Allein aufgrund des Geschmacks lässt sich nicht auf den Zuckergehalt schließen. Eine saure Grapefruit hat den gleichen Einfluss auf Ihren Blutzucker wie eine zuckersüße Orange gleicher Größe.

Generelle Verbote gibt es auch beim Obst nicht. Nimmt man es ganz genau, sind Bananen und Weintrauben eher ungeeignet bei Diabetes. Sie haben einen hohen Zuckeranteil und sollten nur in kleinen Portionen verzehrt werden. Verboten sind sie aber nicht, nur mit Bedacht zu genießen. Dagegen können die Beerenfrüchte aufgrund ihres hohen Ballaststoffanteils großzügiger verzehrt werden. Großzügiger – nicht kiloweise. Würde man Obst auf einer Zuckergehaltsskala anordnen, stünden Bananen, Weintrauben und tropische Früchte wie Mangos oben und die Beerenfrüchte am unteren Ende. Dazwischen lägen die anderen Obstarten.

Kohlenhydrat-, Ballaststoff-, Wasser- und Kaloriengehalt verschiedener Obstarten

	Kohlenhydrate (v.a. Zucker)	Ballaststoffe	Wasser	Kalorien
Papaya	2,4 g	1,9 g	88 g	13 kcal
Himbeere	4,8 g	4,7 g	85 g	33 kcal
Erdbeere	5,5 g	1,6 g	90 g	32 kcal
Blaubeere	6,1 g	4,9 g	84 g	37 kcal
Grapefruit	7,5 g	1,6 g	89 g	45 kcal
Orange	8,3 g	1,6 g	86 g	42 kcal
Kiwi	9,1 g	2,1 g	84 g	50 kcal
Pflaume	10,2 g	1,6 g	83 g	49 kcal
Apfel	11,4 g	2,0 g	84 g	54 kcal
Birne	12,4 g	3,3 g	84 g	55 kcal
Honigmelone	12,4 g	0,7 g	85 g	54 kcal
Ananas	12,5 g	1,5 g	85 g	55 kcal
Mango	12,8 g	1,7 g	83 g	59 kcal
Kirsche (süß)	13,3 g	1,3 g	82 g	63 kcal
Weintraube	15,2 g	1,5 g	81 g	68 kcal
Kaki	16,5 g	2,5 g	81 g	72 kcal
Litschi	17,9 g	1,6 g	80 g	75 kcal
Banane	21,4 g	1,8 g	74 g	94 kcal

(Circa-Angaben pro 100 g essbarem Fruchtanteil)

Auch die Kohlenhydrate aus Obst landen als Glukose im Blut, erhöhen den Blutzucker und fordern Insulin, um aus dem Blut in die Zellen zu gelangen. Auch bei LOGI gilt die Empfehlung »Five a day«: Fünf Portionen Buntes sollten Sie am Tag essen. Aufgrund des Zuckergehaltes im Obst teilt sich diese Empfehlung in zwei Portionen Obst und drei Portionen Gemüse pro Tag auf. Da das Essenabwiegen bei Diabetes zum Glück der dunklen

Vergangenheit angehört, können Sie das, was in eine Hand passt (etwa 125 Gramm), als Maß für eine Portion betrachten. Mit »Five a day« erreichen Sie ganz einfach die empfohlenen 625 Gramm Gemüse und Obst täglich. Natürlich können Sie sich auch bemühen, eine Wassermelone in Ihre Hand zu bekommen, aber damit würden Sie sich nur selbst beschummeln.

Gemüse hält, was Obst verspricht

Da Obst außer Zucker nichts enthält, was nicht auch in Gemüse enthalten ist, können Sie auch auf Obst verzichten, wenn Sie die Gemüseportionen entsprechend größer gestalten. Fünf Portionen Buntes am Tag bedeutet nicht, dass Sie fünfmal am Tag essen müssen. Gehören Sie zu den Menschen, die mit zwei oder drei Mahlzeiten auskommen? Prima, Sie müssen sich nicht zwingen, öfter zu essen.

Sie essen lieber mehrmals am Tag kleine Mahlzeiten? Auch das ist kein Problem. Ganz egal wie oft Sie essen: Wichtig ist, dass Sie immer bei Gemüse oder Obst anfangen. Jeder weiß, dass Gemüse und Salate nicht dick machen. Jeder weiß, dass Grünzeug gesund ist. Sie wissen außerdem, dass Sie Ihren Magen mit viel kalorienarmem, wasserreichem Ballast in Kombination mit einer Portion Eiweiß für eine lang anhaltende Sättigung füllen sollten, damit Sie ohne das diätspezifische gedankliche Dauerkreisen ums Essen am Ende des Tages eine negative Energiebilanz erlangen. Deswegen sollten Sie Ihre Mahlzeiten(planung) immer mit Gemüse oder Obst beginnen!

Grundsätzliches

Ein wichtiger Grundsatz bei LOGI lautet: Immer essen, wenn man Hunger hat und aufhören, wenn man satt ist. Wir hören unserem Körper meist besser zu, wenn er »Hunger« meldet. Meldet er »satt«, stellen wir unsere Ohren schon mal gern auf Durchzug. Es schmeckt doch so gut … Davon können sich Menschen, die gerne essen, wohl nicht ganz frei machen. Aber es schadet nicht, es auf einen Versuch ankommen zu lassen und ein wenig mehr auf den Körper zu hören. Sie mögen es doch auch nicht, wenn man Ihnen nicht zuhört. Er meldet sich, wenn er etwas braucht – und er meldet sich, wenn er genug hat.

Auch wenn es manchen von uns schwerfällt, auf das »Satt« des Körpers zu hören, lohnt es sich doch: Denn die Konsequenz aus unserem Nichtzuhören macht sich als »Hüftgold« bemerkbar. Alles, was zu viel ist, nährt die Fettpölsterchen, und Sie müssen es wieder runterbekommen. Daraus lässt sich ein nächster Grundsatz ableiten: Keine Kalorien essen, die Ihnen nicht schmecken! Auch Speisen, die Sie vielleicht nur aus Anstand oder Höflichkeit essen, enthalten Kalorien, die Sie wieder von Ihren Hüften herunterbekommen müssen. Lohnt sich das? Es ist sicher nicht leicht, Gewohnheiten zu verändern. Halten Sie sich Ihr Ziel vor Augen: Sie wollen Körperfett abbauen und Ihren Typ-2-Diabetes an der Wurzel packen. Das ist klug und richtig. Eine gewisse Portion aktives Handeln ist dafür jedoch unumgänglich. Wenn Sie nichts verändern, wird sich auch nichts ändern.

Nur essen, wenn man Hunger hat, klingt ganz einfach, lässt sich aber im Kreise der Familie nicht immer leicht umsetzen. Das gemeinsame Essen gehört zum kommunikativen Familienleben und sollte natürlich beibehalten werden. Auch im Berufsleben lässt sich diese Empfehlung nicht immer einhalten. 30 Minuten Mittagspause zu festgeschriebenen Zeiten – gut, bei den meisten Menschen stellt sich die innere Uhr darauf ein und vermeldet pünktlich um zwölf Hunger. Auch wenn man an freien Tagen zu dieser Uhrzeit kein warmes Essen hinunterbekommen würde. Viele Mütter berichten, dass Sie beim gemeinsamen Abendessen mit den Kindern häufig noch gar keinen Hunger haben, aber dennoch mitessen. Wenn die Kinder dann endlich im Bett sind und Ruhe einkehrt, meldet sich auch der Hunger, und sie essen noch einmal. Was tun? Nicht mit den Kindern zu essen, ist eine schlechte Wahl. Gibt es warmes Essen, können Sie eine sehr kleine Portion nehmen, beim klassischen Abendbrot stellen Sie zu den Broten einen Teller mit Gurken, Karotten, Tomaten und Radieschen auf den Tisch, von dem sich jeder bedienen kann.

Nur essen, wenn man Hunger hat, diesen Satz sollten Sie im Hinterkopf behalten. Denken Sie in den Momenten, in denen man Sie zum Essen nötigen will, eine Sekunde darüber nach, ob Sie das wirklich wollen:

- den Geburtstagskuchen der Kollegen?
- die netten kleinen Snacks und appetitlichen Häppchen, mit denen man bei Veranstaltungen begrüßt und in den Pausen verführt wird?
- das frisch gebackene Brot, dessen betörender Geruch einem auf dem Heimweg aus der Bäckerei durch die Nase direkt ins Genusszentrum des Gehirns dringt?
- die Werbehäppchen, die einem die freundlich lächelnden Damen im Supermarkt zum Probieren anbieten?
- die ewig wiederkehrenden jahreszeitbedingten Attacken auf den Süßzahn in Form von Schokokugeln, Weihnachtsmännern, Osterhasen und
- all jene Versuchungen, die Ihnen jetzt gerade durch den Kopf gehen?

Auch diese nur »nebenbei« gegessenen Snacks haben Kalorien und werden der Bilanz gutgeschrieben. Jetzt denken Sie bitte nicht, dass Sie auf alles verzichten müssen. Müssen Sie gar nicht.

Sie sollten nur, bevor Sie in diese kleinen Kalorienbomben beißen, überlegen, ob es sich wirklich lohnt, mit einem Bissen die Kalorien einer halben Mahlzeit zu verschlucken. Lassen Sie den Gedanken an Ihrem Genusszentrum vorbeiziehen, dass Sie auch diese Kalorien wieder von Ihren Hüften herunterbekommen müssen. Es wird nicht immer gelingen, den Versuchungen zu widerstehen, aber die kleinen Verführer werden an Reiz verlieren.

Kommen wir zu der LOGI-Empfehlung: Die Mahlzeitenplanung immer mit Gemüse oder Obst beginnen. Stellen Sie sich vor, Sie haben Hunger. Im Kühlschrank finden Sie Reste vom Mittagessen. Der Gedanke an eine kalte Frikadelle mit Senf lässt Ihre Geschmacksnerven voller Vorfreude zucken. Daneben im Gemüsefach sehen Sie auch die Reste vom Salat des Vortages, der bereits gewaschen ist und nur noch klein geschnitten und angemacht werden muss. Doch Sie haben Hunger, und der hat keine Geduld. Ruck, zuck sind zwei Frikadellen in Ihrem Magen verschwunden.

Jetzt wäre Zeit, sich dem Salat zu widmen. Wenn Sie in sich hineinhören, stellen Sie fest, dass Salat jetzt auch nicht mehr sein muss. Sie haben ja auch schon rund 600 Kalorien verdrückt. Ein Fehler, der zu Beginn sehr vielen Menschen passiert. Sie vertauschen die Stufen! Die zweite Stufe, die Eiweißträger, sollen der lang anhaltenden Sättigung dienen, nicht den Magen füllen. Sinnvoller wäre es gewesen, mit einer großen Portion Salat zu beginnen und dazu eine Frikadelle zu essen. Damit hätten Sie einige Kalorien gespart und wären trotzdem satt geworden. Kalorien sparen ist die Voraussetzung, um Gewicht zu verlieren.

Auch unterwegs ist es möglich, bei Hunger mit der untersten Stufe der Pyramide anzufangen. Kennen Sie diese kleinen Tüten handlich verpackter Salamis? Die gibt es in den verschiedensten Geschmacksrichtungen, und sie sind ideal für unterwegs. Überkommt einen der Hunger, ist so eine Tüte schnell geleert. Eine gewisse Sättigung ist auch zu spüren, aber wenn man noch eine weitere Tüte hätte, würde die sicherlich auch noch verschwinden. Klüger ist es, neben der Salamitüte auch Obst oder Gemüse einzupacken. Denken Sie immer daran, dass unser Magen nicht den Kaloriengehalt des Verspeisten registriert – er will gefüllt sein. Eine Tüte Salami hat etwa 350 Kalorien. Sie füllt den Magen nicht sonderlich gut, weil sie wenig Platz einnimmt; und so kehrt der Hunger schnell wieder zurück.

Günstiger ist es also, den Magen erst mit Gemüse oder einem Stück Obst zu füllen und dazu für eine längere Sättigung ein paar Salamis anstelle der ganzen Tüte zu wählen. Den Hunger allein mit Salamis zu stillen »kostet« zu viele Kalorien.

Auch Obst pur ist keine optimale Lösung. Nicht wenige Menschen verspüren kurze Zeit nachdem sie etwa einen Apfel gegessen haben regelrechten Heißhunger. Möglicherweise liegt es an der Blutzuckerwirkung des Obstes. Für Abhilfe sorgt auch hier eine kleine Menge Eiweiß, die zum Obst gegessen wird: ein Stück Käse, etwas Quark, ein Ei, ein paar Salamis oder Nüsse oder was immer Sie mögen.

Saure Nieren durch Eiweiß?

Bei allen Bemühungen zum Kaloriensparen und Abnehmen geht es bei LOGI in erster Linie darum, sich gesund zu ernähren. Das bedeutet auch, die eventuell höhere Zufuhr von eiweißreichen Lebensmitteln wie Käse, Fisch oder Fleisch durch ausreichend pflanzliche Lebensmittel wie Gemüse und Obst auszugleichen. Ein Grund dafür ist, dass eiweißreiche Lebensmittel im Körper Säuren bilden. Die lassen sich durch die basische Wirkung von Gemüse und Obst neutralisieren – ein weiterer Grund, sich nicht nur mit Salamis oder Frikadellen satt zu essen.

Sie haben sich vielleicht schon gefragt, wie sich ein erhöhter Eiweißkonsum mit Diabetes verträgt, weil Eiweiß die Nieren belastet. Wissenschaftliche Studien zeigen, dass sich eine gesunde Niere dem Eiweißkonsum anpasst. Typ-2-Diabetiker, die an einer Nierenschädigung leiden (diabetische Nephropathie), sollten zur Sicherheit die geplante Ernährungsumstellung auf LOGI mit Ihrem Nierenspezialisten (Nephrologen) besprechen. Typ-2-Diabetiker ohne Nierenschädigung brauchen sich in Sachen Eiweiß ebenso wenig Sorgen zu machen wie Gesunde.

Geschmacksträger Fett

Umgeben von Obst und Gemüse stehen auf der untersten Stufe der LOGI-Pyramide zwei Fläschchen Öl neben einem Stückchen Butter. Das ist kein Versehen! Wir alle wissen, dass Fett ein hervorragender Geschmacksträger ist. Wer mag nicht lieber ein Stück Gouda mit 45 Prozent Fett als ein Stück fettreduzierten Light-Käse? Der Gesichtsausdruck vieler Patienten zielt in eine eindeutige Richtung, wenn man sie fragt: »Schmeckt Ihnen Light-Käse?« Das ist ein großes Problem der üblichen kohlenhydratreichen Ernährung: Bei einem hohen Kohlenhydratanteil ist in der Energiebilanz nicht mehr viel Platz für Fett. Da bleibt schon mal der Geschmack auf der Strecke.

Bei LOGI ist das anders. Die Reduktion der Kohlenhydrate schafft Raum für etwas mehr Fett. Das erfreut nicht nur den Gaumen, sondern auch die Blutfette und das Cholesterin – also Sie und Ihren Arzt. LOGI ist keine fettarme, sondern eine fettbewusste Ernährung. Bewusst in dem Sinne, dass nicht so sehr die Menge, sondern die Qualität der Fette im Vordergrund steht; dazu später mehr.

Fett hat zwar viele Kalorien, aber das ist nicht alles. Außer seiner Eigenschaft als Geschmacksträger sorgt es dafür, dass das Essen längere Zeit im Magen verweilt. Denken Sie daran, wie viele Stunden Sie nach der letzten Weihnachtsgans satt waren. Davon hat man lange etwas. Das lag sicher nicht an den zwei Klößen, die Sie dazu gegessen haben. Bleiben die Mahlzeiten länger im Magen, hält nicht nur die Sättigung länger an. Weil dadurch auch der Zucker langsamer ins Blut gelangt, wirkt sich eine längere Verweildauer im Magen auch positiv auf die Blutzuckerwerte nach dem Essen aus. Wählt man dazu noch eine Portion ballaststoffreiches Gemüse oder Salat, wird der Blutzuckeranstieg noch stärker abgebremst. Heutzutage herrscht eine viel zu große Angst vor dem Fett. Man traut sich ja kaum noch, an der Kasse einen Sahnequark mit 40 Prozent Fett aufs Band zu legen. Vor einem werden Joghurts mit 0,1 Prozent über den Scanner gezogen, dicht gefolgt von Halbfettmargarine und Light-Käse. Sahne und Schmand werden zunehmend von künstlichen Ersatzprodukten verdrängt – und trotzdem sind immer mehr Menschen zu dick.

Eine Erfahrung aus meiner Diabetesschulung möchte ich Ihnen kurz erzählen: Es war in der Stunde, als ich über einen natürlichen Umgang mit Fett sprach. Gerade erzählte ich den Teilnehmern, dass es nicht, wie ich im Vorfeld angenommen hatte, schwierig sei, die Kohlenhydrate aus den Köpfen herauszubekommen, sondern dass es viel schwieriger ist, das Fett hineinzubekommen. Ich versuchte ihnen zu verdeutlichen, dass ein Stück Fleisch seine Menge Fett zum Braten in der Pfanne benötige. Weder sollte man es im Öl ersäufen noch das Öl mit einer Sprühflasche in die Pfanne geben, sondern die Menge wählen, die das Stück Fleisch braucht.

Daraufhin unterbrach mich eine Teilnehmerin und sagte: »Ich brate mein Fleisch immer in Mineralwasser.« Nach der Sekunde, die ich brauchte, um mich wieder zu fassen, fragte ich: »Schmeckt das?« Sie antwortete: »Nein, aber man gewöhnt sich dran.« Wie schade! Essen ist etwas Wunderbares. Essen hat ganz viel mit Emotionen zu tun. Leider geht es vielen Menschen wie dieser Dame. Sie akzeptieren beim Essen solche Genussbeschränkungen. Wenn es sich wenigstens lohnen würde, Fleisch in Wasser zu braten. Aber das tut es nicht. Im Gegenteil. Oft führt strenges Fettsparen zu häufigerem Essen. Essen soll ein Genuss sein. Es soll, es darf Spaß machen. Nur, wenn wir nach einer Mahlzeit satt und zufrieden sind, können wir im Kopf abschalten.

Vielleicht kennen Sie das: Sie haben mehr als genug gegessen, der Gürtel spannt schon verdächtig, und dennoch haben Sie das Gefühl, es fehlt noch etwas? Etwas zum Abrunden. Etwas Süßes. Dieses Phänomen tritt häufig nach fettarmen Mahlzeiten auf. Dieses kleine Leckerli nach der Mahlzeit geht auch in die Bilanz ein. Eine fettarme Mahlzeit hält nicht so lange satt – der nächste Hunger lauert schon. Denken Sie immer daran, dass sich jedes Zuviel an Kalorien geradewegs in den Fettdepots niederlässt, egal, woher es kommt. Werbesprüche wie »Fett macht fett« sollten verboten werden. Warum sollte nur Fett fett machen? Schlank machen auch nicht die Kohlenhydrate, sondern eine negative Energiebilanz.

Es ist nicht leicht, nach Jahren der Fettaugenzählerei darauf zu vertrauen, dass es möglich ist, mit Fett im Essen abzunehmen. Die ersten Tage sind die schwierigsten. Doch sobald Sie feststellen, dass sich der Gürtel immer enger schnallen lässt, obwohl Sie keine Fettaugen mehr zählen, werden Sie mit einem ganz anderen Bewusstsein an der Supermarktkasse stehen und lächelnd zuschauen, wie Ihr Sahnequark über den Scanner gezogen wird.

Um Missverständnissen vorzubeugen: Bei LOGI gibt es keinen Freifahrtschein für Fett. Die Kohlenhydratreduktion schafft Platz für mehr Fett als bei den üblichen Diäten. Aber da Sie Gewicht verlieren wollen, muss die Kalorienbilanz am Ende negativ ausfallen.

Reduziert: Die Kohlenhydrate

Auf der dritten und vierten Stufe der LOGI-Pyramide stehen die kohlenhydratreichen Lebensmittel. Sofern Sie bereits an einer Diabetesschulung teilgenommen haben, wissen Sie schon, dass Kohlenhydrate unterschiedlich schnell ins Blut gelangen. Bekanntestes Beispiel: Weil Vollkornprodukte durch ihren Ballaststoffanteil langsamer ins Blut gehen, sollen sie den Weißmehlprodukten vorgezogen werden. Es gibt also langsame und schnelle Kohlenhydrate.

Ein anderes Beispiel: Apfelsaft. Der Zucker aus dem Saft zischt so schnell ins Blut, dass Saft zur Behandlung einer Unterzuckerung (Hypoglykämie) geeignet ist. Ein Apfel hingegen eignet sich dafür nicht. Durch seine Ballaststoffe gelangt der Zucker langsamer ins Blut, und der Blutzucker steigt sehr viel langsamer an als bei Saft, der keine Ballaststoffe mehr enthält. Diese Unterschiede gelten natürlich auch bei LOGI. Günstig ist es auch hier, Kohlenhydrate auszuwählen, die den Blutzucker langsam ansteigen lassen.

Eine Unterzuckerung erfordert rasches Handeln mit schnellen Kohlenhydraten, um den Blutzucker schnell wieder anzuheben. In der täglichen Kost sollen dagegen Kohlenhydrate, die langsam ins Blut gehen, bevorzugt werden.

Weißmehlbrötchen stehen in der Pyramidenspitze neben Kuchen, zuckrigen Süßigkeiten, stärkereichen Knabbereien und Toast. Da stehen sie gut. Die Lebensmittel auf der vierten Stufe erhöhen den Blutzucker sehr schnell, führen also zu einer unerwünschten, starken Blutzuckerspitze. Bei Insulinresistenz und durch die verzögerte Insulinantwort bei Typ-2-Diabetes können sie Heißhunger auslösen, weil der Blutzucker danach zu stark absinkt. Für die Gesundheit und zum Abnehmen ist es günstiger, keine allzu großen Blutzuckerschwankungen zu provozieren und hohe Blutzuckerspitzen zu vermeiden.

***Langzeitzucker – HbA_{1c}.** Ein Teil des Blutzuckers bindet sich dauerhaft an den roten Blutfarbstoff (= Hämoglobin). Diese Verbindung heißt HbA_{1c}. Je höher der Blutzuckerspiegel steigt und je länger er erhöht bleibt, umso mehr HbA_{1c} entsteht. Der HbA_{1c} ist ein Durchschnittswert, der eine Einschätzung der Blutzuckersituation der letzten sechs bis acht Wochen erlaubt. Daher wird er auch als Langzeitzucker oder Blutzuckergedächtnis bezeichnet. Ein HbA_{1c} um 6,5 Prozent, ohne häufige Hypoglykämien, gilt als optimale Einstellung.*

Insulinpflichtige Diabetiker, die ihre Insulindosis selbstständig an ihr Essen anpassen, haben gelernt, dass ein Brötchen zwei Broteinheiten enthält. Die Broteinheit (BE) ist eine Schätzeinheit und unterscheidet nicht zwischen Vollkorn- und Weißmehlbrötchen, weil die Menge der enthaltenen Kohlenhydrate ähnlich ist. Allein die Geschwindigkeit, mit der die Kohlenhydrate ins Blut gelangen, fällt zugunsten des Vollkorns aus: Ein 50 Gramm Roggenbrötchen hat etwa so viel Stärke wie ein 50 Gramm Weißmehlbrötchen und erhöht ebenfalls den Blutzuckerspiegel. Wegen des höheren Ballaststoffgehaltes verläuft der Blutzuckeranstieg beim Roggenbrötchen jedoch etwas langsamer und die Blutzuckerspitze ist geringer. Deshalb stehen Vollkornprodukte auf der dritten und Weißmehlprodukte auf der vierten Stufe der Pyramide.

50 g Weißmehlbrötchen: 25 g Kohlenhydrate
50 g Roggenbrötchen: 24 g Kohlenhydrate

Wenn Sie genau hinsehen, werden Sie jedoch feststellen, dass auf der dritten Stufe auch heller Reis und helle Nudeln zu finden sind. Beide treiben den Blutzuckerspiegel weniger schnell nach oben als Weißbrot. Dies gilt umso mehr, wenn sie nicht pappig weich gekocht wurden, sondern körnig und al dente, also bissfest. Denn je länger Nudeln und Reis gekocht werden, umso mehr Traubenzucker wird freigesetzt, und der Blutzucker steigt dementsprechend schneller und steiler an. Deswegen befinden sich bissfest gekochte Nudeln und körniger Langkornreis auf der dritten Pyramidenstufe. Bedenken Sie aber bitte, dass Nudeln und Reis sehr kohlenhydratreich sind und deswegen viel Insulin fordern. Aus diesem Grund sollten sie bei LOGI nicht in großer Menge gegessen werden. Die Portionsgrößen werden leicht unterschätzt. Bei gekochten Nudeln entsprechen zwei BE nur 90 Gramm. Das ist nicht viel.

Auch die beliebte Kartoffel befindet sich auf der dritten Pyramidenstufe. In kleinen Mengen spricht wenig gegen gekochte Kartoffeln. Zwei hühnereigroße Erdäpfel sind ein gutes Maß für eine Portion. Bevorzugen Sie die weniger verarbeiteten Formen, weil die mehr Wasser und Ballaststoffe enthalten. Also lieber Pellkartoffeln als Kartoffelpüree oder Fritten.

Pommes frites, Kartoffelchips oder Bratkartoffeln gehören in die Spitze der Pyramide. Sie sollten nicht täglich, sondern nur selten verzehrt werden. Hier unterscheidet sich LOGI nicht von herkömmlichen Empfehlungen. Diese fett- und kohlenhydratreichen Kalorienbomben (hohe Energiedichte) sind zum Abnehmen einfach nicht geeignet.

Fazit: Wir brauchen zwar keine Kohlenhydrate zum Überleben, aber wir essen sie gerne und wollen nicht gänzlich auf sie verzichten. Von der dritten Stufe können Sie daher täglich kleine Mengen in Ihre Mahlzeiten einbauen. Die vierte Stufe sollte eine echte, das heißt wirklich seltene Ausnahme bleiben – vor allem solange Sie abnehmen wollen. Doch auch danach, wenn Sie Ihr Gewicht nur noch halten möchten, werden Sie Ausflüge in die Pyramidenspitze mit einer kräftigen Blutzuckerspitze »bezahlen«.

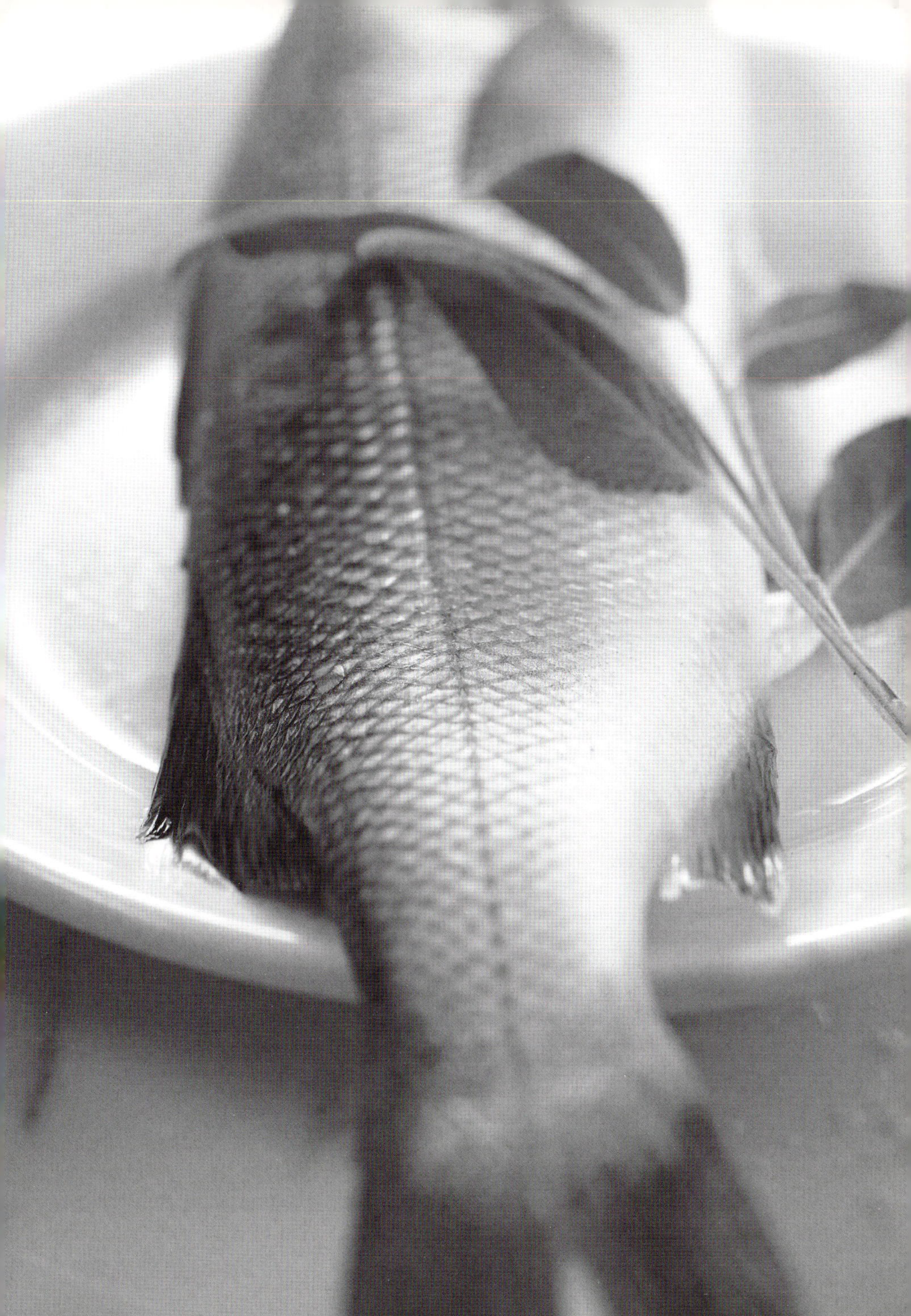

Christina W. aus Metzingen

Einfach durchstarten

Bereits im Oktober 2007 hörte ich von der LOGI-Methode. Ich las mich mit ein, zwei Büchern etwas ein, konnte mir aber weder vorstellen, wie positiv sich diese Ernährungsweise auf meinen Körper auswirkt, noch, dass ich damit Gewicht verlieren kann und schon gar nicht, dass ich ohne Brot, Nudeln, Reis und die ganzen anderen »üblichen« Sättigungsbeilagen zufrieden und vor allem satt sein könnte. Außerdem fiel es mir nach meiner langjährigen Diäterfahrung sehr schwer, der LOGI-Methode »einfach zu vertrauen«.

Wieder normalfetten Käse und Quark essen? Täglich ein paar Nüsse? Avocado erlaubt? Die allseits gepriesenen Light-Produkte streichen? Die Lust auf Süßes vergeht recht schnell? Verbessert die Blutwerte und das allgemeine Wohlbefinden? Kann das wirklich funktionieren? So grübelte ich einige Zeit und hatte auch ein bisschen Angst, am Ende doch wieder am Jo-Jo-Effekt zu scheitern, noch mehr zu wiegen als zu Beginn. So verging (leider) ein ganzes Jahr. Im Dezember 2008 bekam ich von meiner Hausärztin die Diagnose Typ-2-Diabetes. Mein HbA_{1c}-Wert lag bei 7,8 Prozent!

Nachdem ich den Schock verdaut hatte, rappelte ich mich auf. Denn eins war mir sofort klar: Nur ich kann etwas an der Situation ändern! Ich hatte in den LOGI-Büchern natürlich davon gelesen, dass sich LOGI positiv auf den Blutzuckerspiegel auswirkt. Also habe ich mich erneut mit LOGI beschäftigt, nur mit dem Unterschied, dass ich die Informationen dieses Mal aufmerksamer gelesen, ja fast verschlungen habe. Und noch im Dezember 2008 legte ich mit LOGI richtig los. »Schlimmer kann es ja fast nicht werden, also kannst du LOGI auch eine Chance geben«, dachte ich mir.

Zudem änderte ich meine Sportgewohnheiten. Aus dem Spaziergang ab und zu wurde drei- bis viermal pro Woche Nordic Walking. Meine Hausärztin schien davon recht unbeeindruckt, was mich sehr enttäuschte. Vor allem, weil sich mein HbA_{1c}-Wert innerhalb von sechs Monaten auf 6,1 Prozent verbessert hatte. Ich war ganz aus dem Häuschen und jeder Zweifel an LOGI war dahin. Eine Bekannte gab mir den Rat, meinen Diabetes nicht von der Hausärztin behandeln zu lassen, sondern von einem Diabetologen. »Wenn Du Dir ein Bein brichst, gehst Du auch zum Facharzt und lässt nicht den Hausarzt ran!« waren ihre Worte, die ich heute noch höre. Und sie hatte recht.

Nach meinem Besuch beim Diabetologen und nach der Diabetesschulung, an der ich dort teilnehmen durfte, war mir vieles noch klarer. Zum einen, dass Diabetes eine ernst zu nehmende Krankheit ist, dass man aber selbst vieles tun kann, um die schlimmen Folgeerkrankungen zu vermeiden. Zum anderen habe ich dadurch die Zusammenhänge zwischen Ernährung, Bewegung und der Wirkung auf den Blutzucker noch deutlicher verstanden. Ich finde es wichtig, meine Krankheit zu kennen und infolgedessen weiß ich nun, dass es ohne Veränderungen sehr wohl hätte schlimmer kommen können. Mit diesem Wissen fiel es mir noch leichter, mich nach der LOGI-Methode zu ernähren.

Dank LOGI, Sport und einer hervorragenden ärztlichen Betreuung konnte ich den HbA_{1c}-Wert innerhalb von zehn Monaten von 7,8 auf 5,8 Prozent verbessern. Blähungen und andere Magen-Darm-Probleme sind nahezu verschwunden. Außerdem habe ich in der Zeit »fast nebenbei« 15 Kilogramm Gewicht verloren.

LOGI ist keine kurzfristige Diät, sondern eine dauerhafte Ernährungsumstellung, oder sollte ich besser sagen ErnährungsEINstellung? Wer sich mit LOGI und somit ganz allgemein mit der Ernährung und den Lebensmitteln beschäftigt, wird irgendwann auch auf die Inhaltsstoffe, Zusammensetzung und so weiter schauen und spätestens dann feststellen, was für ein Quatsch die ganzen Light-, Fertig- und Diätprodukte sind.

Und wenn ich Ihnen jetzt noch sage, dass es ein Leichtes ist, auf die kohlenhydrathaltigen Beilagen, Brot, Kuchen und ähnliches zu verzichten, dass das Verlangen nach Süßem sehr schnell deutlich weniger wird, dass das Ändern der alten Essgewohnheiten viel leichter fällt als gedacht, dass ich langsam aber stetig Gewicht verliere, obwohl ich das Essen mehr denn je genieße, und dass ich trotzdem mit LOGI jeden Tag satt und zufrieden bin – ja, dann lesen Sie es auch nur in einem Buch und haben vielleicht dieselben Zweifel, wie ich sie am Anfang hatte. Vergeuden Sie nicht ein ganzes Jahr, so wie ich, sondern starten Sie einfach durch und überzeugen Sie sich selbst. Ihr Körper wird es Ihnen danken.

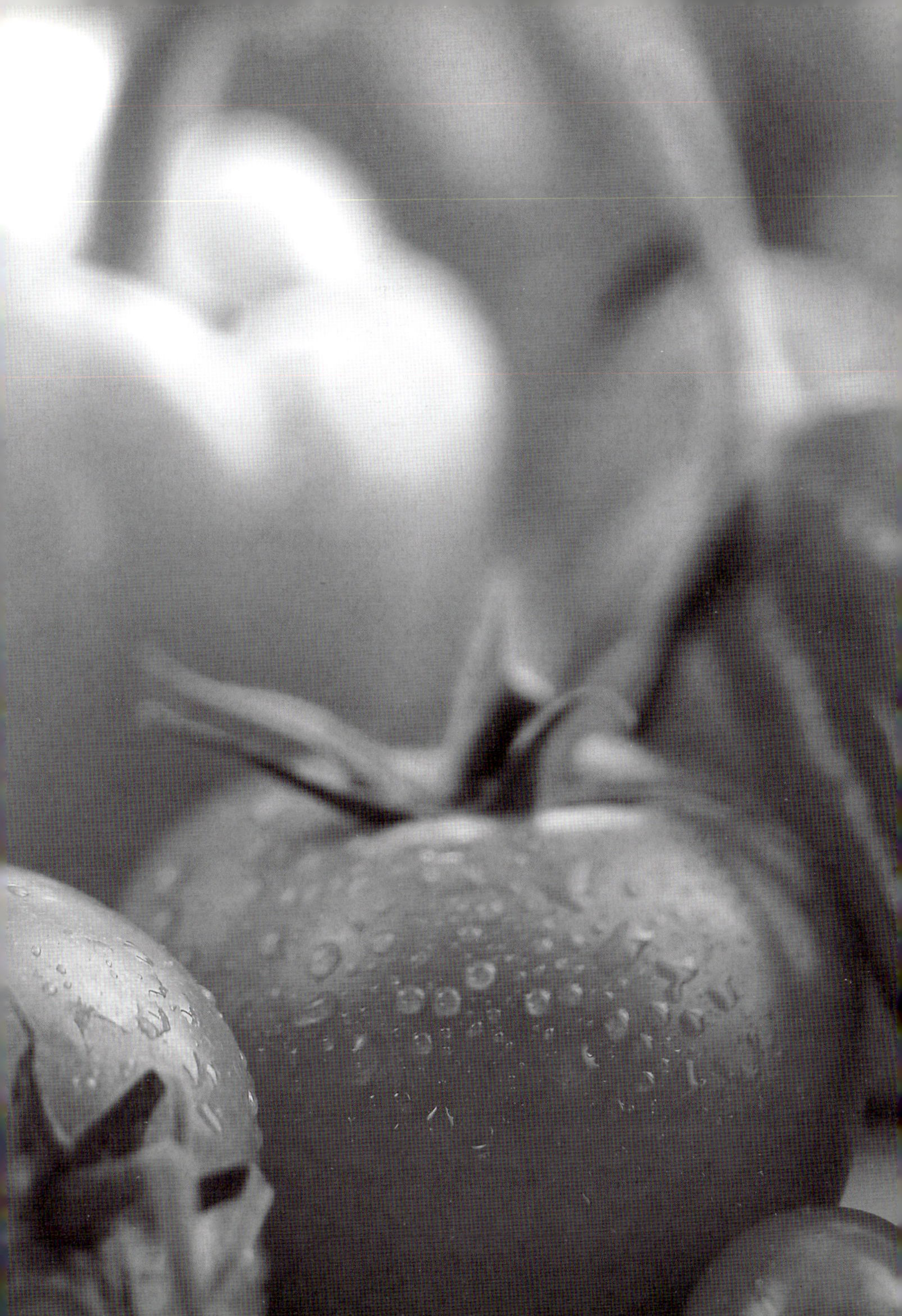

Anfangen!

Geht Ihnen gerade die Frage »Wie soll ich anfangen?« durch den Kopf? Auf diese Frage gibt es so viele Antworten, wie es verschiedene Vorlieben und Gewohnheiten beim Essen gibt. Versuchen Sie, LOGI in Ihren Alltag zu integrieren: Damit es nicht den Status einer weiteren erfolglosen Diät bekommt, sondern als langfristige Umstellung Ihrer Ernährung Teil des Alltags wird. Denken Sie langfristig. Kurzfristige Diäten hatten Sie wahrscheinlich schon genug.

Es gibt Zeitgenossen, die sofort alle Kohlenhydrate aus Zucker und Stärke von ihrem Speiseplan verbannen und mit diesem »Ganz-oder-gar-nicht«-Prinzip gut zurechtkommen. Dagegen brauchen viele Menschen erfahrungsgemäß gerade zu Beginn der Umstellung noch ein paar Kartoffeln oder ein wenig Brot. Es ist ganz egal wie Sie anfangen, wichtiger ist, Sie fassen ernsthaft den Entschluss, Ihr Essen umzustellen und fangen damit an!

Auf Essenspläne – am besten noch für eine ganze Woche und mit festen Vorgaben – werden Sie verzichten müssen. Sie sollen keine Pläne befolgen, sondern ein eigenes Gefühl für LOGI entwickeln. Bringen Sie LOGI von Ihrem rational denkenden Kopf in Ihren emotional geprägten Bauch. Ist Ihnen das gelungen, werden Sie sich fragen, wieso Sie so viel Zeit damit verbracht haben, über Ihr Essen nachzudenken.

Es ist nicht ungewöhnlich, wenn Sie sich fragen, wie man ohne Kohlenhydrate über den Tag kommen soll. Das geht vielen zu Anfang so. Wir haben gelernt, dass Kohlenhydrate ein bedeutender Bestandteil unserer Ernährung und unerlässlich für unsere Gesundheit sind. Die LOGI-Pyramide stellt einige der bislang gültigen Empfehlungen auf den Kopf. Kein Wunder, wenn es manchen zu Beginn nicht leicht fällt, auf diese neuen Empfehlungen zu vertrauen. Falls Sie noch Zweifel hegen, denken Sie noch einmal daran, was charakteristisch für den Typ-2-Diabetes ist: Es handelt sich um eine Kohlenhydrat-Verwertungsstörung. Sicher wird sich künftig noch einiges ändern, auch in der Wissenschaft. Zwei Dinge werden sich jedoch niemals ändern: Kohlenhydrate erhöhen den Blutzucker und je höher der Blutzucker, umso mehr Insulin wird benötigt!

Sie würden das hier nicht lesen, wenn Sie nicht zumindest den Wunsch hätten, Ihre Ernährung umzustellen, und Sie würden hier auch nicht lesen, wenn sich nicht das eine oder andere Kilo zu viel auf Ihren Hüften niedergelassen hätte. Wären Sie normalgewichtig, gäbe es die Energiebilanz betreffend in Ihrem Essverhalten nichts, was Sie ändern müssten (Sie könnten aber trotzdem von LOGI profitieren). Doch bei vielen müssen erst einmal ein paar Kilo runter. Da es manchmal schwierig ist, einen Anfang zu finden, möchten wir Ihnen auf den folgenden Seiten den Einstieg in LOGI erleichtern.

Verboten sind nur Verbote

Sie brauchen gar nicht erst anfangen, sich Ihren Erfolg in den schönsten Farben auszumalen, wenn Sie Ihre Ernährungsumstellung mit Verboten schmücken. Dabei ist der Misserfolg meist vorprogrammiert. Seit Adam und Eva wissen wir, dass die verbotenen Früchte am begehrtesten sind. Der Mensch will immer das haben, was er nur in begrenzter Menge bekommen kann oder eben was ihm verboten ist. Wen wundert es da noch, dass Bananen und Weintrauben zu den begehrenswertesten Früchten bei Typ-2-Diabetikern zählen?

Sobald etwas den Ruf des Verbotenen annimmt, wird es reizvoll. Daher sollten Sie verhindern, dass sich in Ihrem Kopf Gedanken wie »Nie wieder Weißmehlbrötchen!« formen. Sie dürfen Weißmehlbrötchen essen, nur sind sie einer Gewichtsabnahme nicht förderlich, weil sie Ihren Blutzucker steil und schnell ansteigen lassen. Dies fordert eine hohe Insulinantwort, und dieses viele Insulin wird es Ihren Fettzellen erschweren, sich zu entleeren und Sie schlanker werden zu lassen.

Weißmehlbrötchen stehen auf der vierten Pyramidenstufe und solange sie eine Ausnahme bleiben, gehören auch sie zu LOGI. Ihr erster Gedanke sollte also sein: »Ich darf alles!« Sie sollten sich nichts verbieten. Und Ihr zweiter Gedanke sollte sich nicht darum drehen, was Sie alles NICHT ESSEN sollten, sondern was plötzlich ALLES ERLAUBT ist.

Der Blickwinkel ist entscheidend

Wie so oft im Leben, hängt vieles von der Betrachtungsweise ab. Auch bei einer Ernährungsumstellung nimmt der Blickwinkel großen Einfluss auf Erfolg oder Misserfolg. Gehen Sie einmal mit dem Gedanken »Ich darf keine Kohlenhydrate essen« in den Supermarkt einkaufen. Ihr Blick trifft direkt auf die ausladende Obsttheke: »Obst darf ich nur zwei Portionen pro Tag«, denken Sie frustriert. Danach führt Ihr Weg zu den abgepackten Backwaren: »Brot darf ich auch nicht!« Diesen Gedanken noch nicht ganz zu Ende gedacht, stoßen Sie schon auf die Reihe der Gefriertruhen. Sie riskieren einen Blick: Pizza, Pommes frites, überbackene Baguettes, Schwarzwälder Kirschtorte, gedeckter Apfelkuchen und Mohnstrudel lassen Ihnen das Wasser im Mund zusammenlaufen. »Alles Stufe vier, darf ich auch nicht.«

In ihrem Einkaufswagen herrscht immer noch gähnende Leere. Sie schieben weiter und kommen an den Nudeln vorbei. »Kohlenhydrate ...« – kaum haben Sie das scheinbar nicht enden wollende Regal mit den Pastavariationen hinter sich gelassen, stoßen Sie direkt auf die Abteilung Frühstückscerealien: »Müsli und Cornflakes, auch pure Kohlenhydrate.« Ihnen kommt der Gedanke, beim nächsten Einkauf einen Korb zu nehmen – der Wagen lohnt nicht. Frustriert und mittlerweile genervt von den um Sie herum fröhlich einkaufenden Menschen gelangen Sie in die Süßwarenabteilung: »Pures Teufelszeug, auch verboten!«

Sie wagen dennoch einen Blick. Es gibt schon wieder neue Sorten Ihrer Lieblingsschokolade. Eine klitzekleine Tafel – nur zum Probieren – nein, sie bleiben hart und verlassen fluchtartig dieses unheimliche Terrain. Zum Glück ist die Abteilung mit den Milchprodukten nebenan. Die reduzierte Raumtemperatur lässt auch Ihr Gemüt wieder ein wenig abkühlen. Sie erblicken die Vielfalt der Fruchtjoghurts: »Prima, alle gezuckert!« Die werden also auch nicht in Ihrem Einkaufswagen landen. Stattdessen entscheiden Sie sich für zwei Pakete Sahnequark und ein Töpfchen körnigen Frischkäse. An den Zeitschriften entlang führt Sie Ihr Weg zur Kasse, um Ihren üppigen Einkauf zu bezahlen. Beim Einpacken fragen Sie sich: »Und was soll ich heute Abend essen? Ohne Kohlenhydrate bleibt ja nichts übrig!«

Drehen wir den Spieß einmal um! Ändern wir die Betrachtungsweise und schauen uns den Supermarkt mit den gleichen Augen, aber vom Standpunkt »Endlich keine Fettaugenzählerei mehr!« an. An der Obsttheke packen Sie einige Ihrer Lieblingsäpfel ein und die frischen Himbeeren können Sie sich gut im Frühstücksquark vorstellen. Weiter geht es zur Gemüsetheke. Soll es heute Abend ein Eisbergsalat mit Oliven, Schafskäse, Thunfisch, Tomaten, Paprika und Gurken sein oder – was ist das? Chicorée? Hmmmh, daraus könnte man kleine mit Hackfleisch gefüllte Schiffchen (S. 160) machen und diese mit einer leckeren Käse- oder Sahnesauce verfeinern. Das würde sogar noch reichen, um die Reste morgen mit ins Büro zu nehmen. Beides findet den Weg in Ihren Einkaufswagen.

Die Backwarenabteilung lassen Sie zügig hinter sich, weil Sie auf diese Entfernung das Schild an der Fleischtheke nicht recht erkennen können. Von Nahem erkennen Sie, dass Ihre Augen Sie nicht getäuscht haben und heute tatsächlich Parmaschinken im Angebot ist. 200 Gramm sind schnell eingepackt. Der Bratenaufschnitt sieht auch gut aus. Daneben erblicken Sie eine Wildschweinsalami, die sollte auch probiert werden. Erfreulich, dass heute auch Schnitzelfleisch im Angebot ist. Das würde als würziges Gyros (S. 172) zubereitet hervorragend zu dem Salat für heute Abend passen.

Kaum liegt die Fleischtüte im Wagen, wartet auch schon die Käsetheke auf Sie. Viel zu groß die Auswahl. Was soll man denn da bloß nehmen? Früher war das einfacher. Da wurden erst einmal die Schilder gelesen. Alles, was über 30 Prozent Fett i.Tr. enthielt, fiel von vornherein aus der Auswahl heraus. Nun müssen Sie sich wohl durchprobieren, bis Sie den Käse gefunden haben, den Sie sich am besten zum Glas Rotwein oder zu Ihrem Lieblingsapfel vorstellen können. Vielleicht schmeckt er ja auch auf den Chicorée-Schiffchen? Einen Versuch ist es wert. Aus den Gefriertruhen wählen Sie noch ein paar Kräuter und der Tiefkühlspargel soll ja auch nicht schlecht schmecken. Aber dann müssten Sie sich noch einmal in die Schlange an der Fleischtheke anstellen, um eine Lage gekochten Schinken zu erwerben. Da die Zeit drängt, lassen Sie den Spargel liegen und speichern ihn für den nächsten Einkauf ab. Auf dem Weg zur Molkereiabteilung müssen Sie zwangsläufig durch die Süßwarenabteilung. Ihr schokoladensicheres Adlerauge erblickt eine neue Sorte mit über 70 Prozent Kakaoanteil. Erfreulich, dass diese hochprozentige Schokolade in Mode gekommen ist. Ihre Inhaltsstoffe sind gut für das Herz-Kreislauf-System, der Markt boomt. Gesunde Schokolade – das klingt verheißungsvoll und kommt Ihrem süßen Zahn entgegen. Diese neue Sorte muss probiert werden.

In der Molkereiabteilung ist es eigentlich viel zu kalt, um sich länger aufzuhalten, aber es dauert einfach seine Zeit, bis man zwischen den ganzen fettkastrierten Milchprodukten Sahnequark, Butter, Schlagsahne, Schmand, saure Sahne und was man sonst noch fürs Kochen benötigt, gefunden hat. Bevor Sie zur Kasse schieben, halten Sie kurz inne und überlegen, ob Sie noch etwas vergessen haben. Sie überschlagen die nächsten Mahlzeiten, und es fällt Ihnen ein, dass noch ein wenig Parmesan fehlt. Der ist schnell gefunden, und Sie können endlich zur Kasse gehen. Ihr Wagen ist voll. Beim Einpacken freuen Sie sich schon auf das Abendessen. Sie können sich zwar immer noch nicht entscheiden, was es gibt, aber Sie haben genügend Auswahl an Dingen, die Sie gerne essen. Es handelte sich um den gleichen Supermarkt und die gleichen Ernährungsempfehlungen, nur die Betrachtungsweise war eine andere. Ist es nicht frappierend, wie einflussreich die Sichtweise ist? Verschwenden Sie also keinen Gedanken daran, was Sie nicht mehr dürfen. Denken Sie an die herrliche Vielfalt dessen, was bei LOGI erlaubt ist.

Peu à peu oder rigoros?

Kommen wir zu den Mahlzeiten. Sie können langsam vorgehen und zu Beginn einfach die Dinge auf Ihrem Teller anders verteilen. Bisher haben die Kohlenhydrate den größten Platz eingenommen. Fleisch oder Fisch gab es nur in kleinen Portionen und Gemüse als gesunde Beilage dazu. Nun sehen Sie zu, dass Gemüse den größten Platz einnimmt, dazu eine Portion Fleisch oder Fisch. Mit den Kohlenhydraten verfahren Sie so, wie Sie es zuvor mit dem Fett tun sollten: möglichst geizig damit sein.

Ein anderer einfacher Weg ist, die Kohlenhydratmenge, die Sie bisher verzehrt haben, zu halbieren. Gab es bisher zum Frühstück zwei Brötchen, versuchen Sie es mit einem und nehmen anstelle des zweiten Brötchens ein Frühstücksei dazu oder ein paar schnell aufgeschnittene Tomaten oder Gurken. Gab es zum Mittag immer vier Kartoffeln, nehmen Sie jetzt nur noch zwei und dafür erhöhen Sie die Gemüse- und Eiweißportionen. Beim

Abendessen genau das gleiche: Gab es zuvor zwei Scheiben Brot, versuchen Sie es mit der Hälfte und nehmen dazu einen Salat und etwas geräucherten Fisch oder ein Stück Fleisch, das vom Mittag übrig geblieben ist.

Eine dritte Möglichkeit ist, bei der Mahlzeit, bei der es Ihnen am leichtesten fällt, die Kohlenhydrate komplett wegzulassen und bei den anderen nur ein klein wenig zu reduzieren. Sie können auch erst einmal nur den Gemüseanteil erhöhen. Es gibt unzählige Wege anzufangen. Versuchen Sie es einfach, und wagen Sie den Anfang. Sie werden bald merken, dass Kohlenhydrate mehr mit Gewohnheit, als mit Genuss und Sättigung zu tun haben. Viele Patienten können sich im Vorfeld nicht vorstellen, ohne Kohlenhydrate satt zu werden. Doch die Mehrheit kommt bald zu dem Schluss, dass dieser Gedanke vom Kopf und nicht aus dem Bauch stammt.

Eine Schulungsteilnehmerin erzählte mir, wie sie sich selbst überlistet hat. Sie wollte ihre Ernährung umstellen, war aber der felsenfesten Überzeugung, dass sie ohne Kohlenhydrate nicht satt werden würde. An jedem Abend, an dem sie sich einen Salat zubereitete, legte sie sich eine Scheibe Brot mit auf den Teller. Sie brauchte die Gewissheit, dieses Brot essen zu können, falls sie nicht satt werden würde. An nicht einem Abend hat sie das Brot gegessen. Sie war auch so immer zufrieden und satt.

Wie sollte es auch anders sein? Sie hat sich mit ihrem Abendsalat clever gesättigt. Ihr Magen wurde durch den Salat gut gefüllt. Die Eiweißträger und das Fett in Form von in Olivenöl angebratenen Hühnerbruststreifen oder Feta sorgten dafür, dass der Magen längere Zeit gefüllt blieb, und das Fett brachte als Geschmacksträger zusätzlichen Genuss. Sie erzählte mir, dass sie das Brot auf dem Teller sehen musste und das Gefühl brauchte: »Wenn ich will, darf ich ja!« Nach ein paar Abenden hat sie das Brot weggelassen. Sie brauchte es nicht mehr. Ihr Kopf hatte sich von dem Brotgedanken gelöst, und ihr Bauch hatte die Regie übernommen.

Kohlenhydratreduziert, nicht kohlenhydratfrei!

Behalten Sie im Kopf, dass LOGI eine kohlenhydratreduzierte – keine kohlenhydratfreie – eiweißbetonte und fettbewusste Ernährung ist. Nach den ersten Schritten werden Sie bald Ihren eigenen Weg mit LOGI finden. Dazu brauchen Sie die Kohlenhydrate nicht gänzlich zu verbannen. Je mehr Kohlenhydrate Sie in Ihrem Tagesmenü haben, desto langsamer werden Sie Gewicht verlieren. Dennoch kann es sinnvoller sein, die Kohlenhydrate zu Beginn langsamer zu reduzieren, als sie komplett zu streichen. Bei dem zwar gut gemeinten aber zu strikten Streichen kann es schnell zu einem Gefühl von Verzicht kommen.

Das sollten Sie unbedingt vermeiden. Sonst befänden Sie sich wieder auf einer Diätschiene, die selten zum Ziel führt. Sie sollen, Sie dürfen Ihr Essen genießen. Sie sollen Ihr Gewicht nicht durch Hungern, sondern durch geschicktes Einsparen von Kalorien und die Verminderung der Insulinresistenz reduzieren. Es wird länger dauern als bei einer 900-Kalorien-Crashdiät, aber dafür lässt sich das Gewicht nach erfolgreicher Gewichtsabnahme mit LOGI sehr viel leichter halten. Sie haben ohne hungern abgenommen. Stellen Sie sich vor, wie gut erst das Gewichthalten schmeckt! Dabei muss nichts mehr eingespart werden, sondern nur noch für eine ausgeglichene Energiebilanz gesorgt werden.

Falls es Ihnen schwerfällt, ohne Mengenangaben auszukommen, können Sie sich an 2-2-2 orientieren. Diese Hilfe wird gerne von insulinpflichtigen Diabetikern, die mit der BE arbeiten, genutzt. 2-2-2 bedeutet, zum Frühstück sowie zum Mittag- und Abendessen jeweils zwei BE zu essen. Zusammen mit den beiden empfohlenen Obstportionen kommen Sie so pro Tag auf acht bis zehn BE. Die Erfahrung zeigt, dass bei dieser Aufteilung noch alle Vorteile von LOGI bezüglich Gewichtsabnahme, Blutfette und Blutzucker zum Tragen kommen.

Jeweils zwei BE zu den Hauptmahlzeiten hieße beispielsweise zum Frühstück ein Brötchen, zum Mittag zwei hühnereigroße Kartoffeln und zum Abend wieder eine Scheibe Vollkornbrot oder ein Brötchen.

Die Broteinheit (BE) ist eine Schätzeinheit für die Menge blutzuckerwirksamer Kohlenhydrate im Essen.

1 BE = 12 Gramm blutzuckerwirksame Kohlenhydrate

Grundsätzlich wird unterschieden zwischen Kohlenhydraten, die den Blutzucker erhöhen, also blutzuckerwirksam sind, und solchen, die keine Wirkung auf den Blutzucker haben.

Die Kohlenhydrate in den meisten Gemüsesorten sind nicht blutzuckerwirksam!

Sollten Sie nach dieser Vorgabe starten wollen, bedenken Sie, dass in diesen acht bis zehn BE alle verwertbaren, das heißt blutzuckerwirksamen Kohlenhydrate enthalten sind. Ein Latte Macchiato oder Milchkaffee zwischendurch ginge dann nicht mehr. Ebenso nicht das Glas Buttermilch oder der griechische Joghurt für den kleinen Hunger zwischendurch. Sollen die im Tagesverlauf noch einen Platz finden, müssen diese BE bei einer Hauptmahlzeit eingespart werden. Ebenso funktioniert es nicht, sich die BE vom Morgen und Mittag aufzusparen, um sie am Abend zu »verbraten«.

Zudem reagiert Ihr Blutzucker auf jedes Kohlenhydrat, welches seinen Weg kreuzt. Auch auf die, die zwischen Tür und Angel geschickt an Ihrem Bewusstsein vorbei Richtung Magen geschleust werden.

Dennoch: Nur Mut. Fangen Sie einfach an mit LOGI. Wagen Sie den ersten Schritt, auch wenn er Ihnen schwierig erscheint. Denken Sie nicht so viel nach, sondern werden Sie aktiv und beginnen Sie. Jede BE, die Sie nicht essen, erfreut Ihren Blutzucker. Seien Sie aber nicht zu streng mit sich.

Es wird Tage geben, an denen Sie das Gefühl haben, nicht nach LOGI gegessen zu haben. Das macht nichts. Ein Problem wird daraus erst, wenn Sie sich Vorwürfe machen oder aufgeben wollen, weil Sie meinen, es sowieso nicht zu schaffen. Solche Gedanken lassen Sie am besten gar nicht erst zu. Versuchen Sie, die kleinen Sünden dieses einen Tages zu genießen und starten Sie am nächsten Tag einfach wieder durch mit LOGI.

Fett

Es gibt wenig, worüber sich die Menschen beim Essen mehr Gedanken machen, als über das Fett in ihren Mahlzeiten. In meinen Diabetesschulungsgruppen beginne ich die Stunde Ernährung gern mit der Frage: »Was fällt Ihnen spontan zum Thema Essen und Trinken bei Diabetes ein?« Es erwarten mich stets die gleichen Antworten: »Fettarm, viel Gemüse, wenig Zucker, Vollkornbrot, wenig Fleisch, nicht mehr als drei Eier pro Woche, Ballaststoffe, Vitamine …« Vor jeder Stunde wünsche ich mir, dass auch nur ein einziger Teilnehmer etwas Emotionales sagt. Nicht nur das, was in den Apothekenblättchen und den Werbeheftchen der Krankenkassen zu finden ist. Ich wünschte, auch nur einer würde sich trauen und Dinge sagen wie: »Die besten Steaks gibt es da und dort, ich liebe Sachertorte, einen schön gedeckten Tisch, gemeinsam kochen, ein gutes Glas Rotwein, Frühstück im Bett …« So eine Antwort kam noch nie, eine, die die emotionale Seite des Essens spiegelt. Die Antworten, die ich erhalte, sind immer kopfgesteuert und vernünftig. Sie geben wieder, was die Ernährungsaufklärung in Deutschland seit Jahrzehnten propagiert. Doch das ist ein zweifelhafter »Erfolg«.

Sicher, die Mehrheit der Menschen mit Typ-2-Diabetes ist übergewichtig. Das heißt aber noch lange nicht, dass Typ-2-Diabetiker undiszipliniert sind oder sich unkontrolliert ihren Essgelüsten hingeben. Essen bedeutet auch mit Typ-2-Diabetes und Übergewicht noch Lebensqualität, und es darf auch schmecken. Es muss nicht fade sein und einem das Gefühl vermitteln, als Asket im Schlaraffenland zu leben. Und was das Fett angeht: Eine negative Energiebilanz hängt nicht von einem Nährstoff ab!

Ohne Fett wird's schnell fad – oder zuckrig

Fett hat zwar doppelt so viele Kalorien wie Zucker, aber im Gegensatz zu Zucker wirken sich Fette positiv auf die Blutlipide aus. Zudem sorgen sie für eine längere Verweildauer der Speisen im Magen. Das bremst den Blutzuckeranstieg nach den Mahlzeiten und hält länger satt. Außerdem braucht jedes Essen wenigstens einen Geschmacksträger wie Zucker, Fett oder Alkohol. Achten Sie mal beim Einkaufen auf die Nährwertangaben auf dem Etikett. Besonders schön ist es bei Milchprodukten zu erkennen. Ein Fruchtjoghurt mit nur 0,1 Prozent Fett ist immer sehr süß, meist aufgrund eines höheren Zuckeranteils. Immer wenn ein Geschmacksträger aus einem Lebensmittel herausgezogen wird, muss ein anderer hineinkommen. Wird Fett aus Joghurt entfernt, setzt man meist eine größere Menge Zucker zu. Das ist bei Diabetes nicht günstig.

Fett ist ein hervorragender Geschmacksträger, weil viele Aromen fettlöslich sind. Meist reicht schon eine moderate Menge aus – und die darf man sich auch als Typ-2-Diabetiker gönnen. Was heißt aber gute Fette?

Bei LOGI werden die Kohlenhydrate auch deswegen reduziert, um in der Energiebilanz mehr Platz für gesunde Fette zu schaffen. Ein Teil der Kohlenhydrate soll also durch Fett ersetzt werden. Als gute Fette gelten solche, die reich an ungesättigten Fettsäuren sind, vor allem reich an der einfach ungesättigten Ölsäure. Besonders viel Ölsäure liefern Nüsse, Olivenöl, Rapsöl, aber auch Spezialitäten wie Mandel-, Haselnuss- oder Hanföl sowie Schweine- und Gänseschmalz. Wer nicht gerade an Rheuma leidet, kann die Zwiebeln für seinen Rotkohl daher auch mal in Schmalz anbraten. Die einfach ungesättigte Ölsäure wirkt sich positiv auf die bei Typ-2-Diabetes häufig vorkommenden Veränderungen der Blutlipide aus (hohe Triglyzeride, niedriges HDL-Cholesterin).

Fettfamilien

Fette bestehen aus verschiedenen Fettsäuren. Die Fettsäuren haben unterschiedliche Wirkungen im Körper, je nachdem, ob sie gesättigt, einfach oder mehrfach ungesättigt sind. Bei den mehrfach ungesättigten Fettsäuren unterscheidet man noch einmal in Omega-6- und Omega-3-Fettsäuren. Auch sie unterscheiden sich in ihrer Wirkung. Der Körper braucht alle Arten von Fettsäuren in einem ausgewogenen Verhältnis. Deswegen ist es sinnvoll, verschiedene Fette und Öle im Haus zu haben.

Die gesättigten Fettsäuren, die hauptsächlich in Butter, Sahne, Wurst, Käse, Kokos- und Palmfett stecken, sind nicht so schlecht wie ihr Ruf. Gesättigte Fette begleiten den Menschen schon seit Jahrmillionen. Zwar können einige von ihnen das Cholesterin erhöhen, doch fällt dieser Effekt vor allem bei kohlenhydratreichen Kostformen auf. Bei einer kohlenhydratreduzierten Kost wie LOGI spielt das eine untergeordnete Rolle.

Das erste Fett im Leben eines Menschen stammt aus der Muttermilch. Wussten Sie, dass die Hälfte aller Fettsäuren in der Muttermilch gesättigt ist? Die positiven Eigenschaften der gesättigten Fettsäuren fallen meist unter den Tisch. Dabei sind auch sie unersetzliche Bausteine all unserer Zellmembranen und dienen Herz- und Muskelzellen als bevorzugte Energielieferanten.

Omega-3- und Omega-6-Fette

Neben den gesättigten und den einfach ungesättigten Fettsäuren gibt es auch noch jene, die mehrfach ungesättigt heißen. Sie finden sich in großer Menge in Ölen, erkennbar daran, dass sie bei Zimmertemperatur flüssig sind. Zwei dieser mehrfach ungesättigten Fettsäuren müssen wir mit der Nahrung aufnehmen, denn unser Körper braucht sie, kann sie aber nicht selbst herstellen: die Linolsäure und die Alpha-Linolensäure.

Ähnlich wie Vitamine müssen wir diese Fettsäuren essen, um keine Mangelerscheinungen zu bekommen. Früher hießen sie daher Vitamin F, was gar nicht so verkehrt war.

Die beiden Fettsäuren sind Gegenspieler im Stoffwechsel, denn sie kommen aus unterschiedlichen »Familien«: die Linolsäure ist eine Omega-6-Fettsäure, während die Alpha-Linolensäure zu den Omega-3-Fettsäuren gehört. Weil sie beide lebensnotwendig sind, aber unterschiedliche Wirkungen haben, sollten sie in einem sinnvollen Verhältnis zueinander auf unseren Tellern liegen. Durch die Ernährungsgewohnheiten der letzten Jahrzehnte hat sich das Verhältnis zugunsten der Linolsäure (Omega-6) verschoben. Das ist ungünstig. Um das Verhältnis der beiden Fettsäuren wieder anzugleichen, sollten wir den Omega-6-Anteil senken und den Anteil an Omega-3-Fettsäuren in der Nahrung erhöhen. Das gelingt am leichtesten mit fetten Fischsorten, wie Hering, Makrele oder Lachs, die reich an Omega-3-Fetten sind. Versuchen Sie daher, zwei- bis dreimal pro Woche Fisch zu essen, um Ihre Omega-3-Bilanz zu verbessern.

Sonnenblumenöl, Distelöl, Kürbiskernöl, Traubenkernöl, Weizenkeimöl und Maiskeimöl sind reich an Linolsäure (Omega-6). Deswegen sind es keine »schlechten« Fette. Sie sind nur ungünstiger als andere, weil sie zu wenig Alpha-Linolensäure (Omega-3) enthalten. Sie müssen nicht aus der Küche verbannt werden, sollten aber sparsam verwendet und durch Omega-3-reiche Öle ergänzt werden. Dazu gehören Raps- und Walnussöl sowie – wenn man sie mag – Lein- und Hanföl.

Für Ihre Küche bedeutet dies, dass Sie Ihr Sonnenblumenöl gegen Rapsöl tauschen sollten, sofern Sie keine geschmacklichen Einwände dagegen haben. Olivenöl ist immer eine gute Wahl. Übrigens ist es Unsinn, dass man mit Olivenöl nicht braten darf. Erzählen Sie das einmal einem Spanier oder Italiener. Um ein Stück Fleisch oder Fisch zu braten, eignet es sich hervorragend. Ebenfalls bestens geeignet ist Butterschmalz. Es verleiht dem Fleisch eine angenehme »Butternote« und ist hoch erhitzbar.

Walnussöl, Leinöl und andere Spezialöle sollten Sie nur als kalt gepresste Öle kaufen. Sie schmecken sehr lecker, dürfen aber nicht erhitzt werden, weil die empfindlichen Omega-3-Fettsäuren sonst zerstört werden. Man merkt es am ranzigen Geruch. Also nur kleine Fläschchen kaufen, im Kühlschrank lagern und rasch für Salate, Dips und zum Verfeinern fertiger Speisen aufbrauchen.

Aufgrund ihres hohen Fettgehalts hatten auch Nüsse lange Jahre ein schlechtes Image. In der gesunden Ernährung mochte man ihnen keinen Platz einräumen. Doch auch hier musste man umlernen. Nüsse sind zwar fettreich, sie bestehen aber überwiegend aus gesunden Fetten, die die Blutfett- und Cholesterinwerte günstig beeinflussen. Durch ihren hohen Eiweißanteil sättigen sie zudem sehr gut, daneben liefern sie Magnesium und Vitamine. Eine Tüte Nüsse nebenbei geknabbert sprengt allerdings schnell die Kalorienbilanz eines Tages. Eine Handvoll Nüsse bewusst als Zwischenmahlzeit genossen, wird Ihre Gewichtsabnahme dagegen nicht behindern.

Vormarsch der Transfette

Auch wenn Sie sich beim Thema Fett generell entspannen können, gibt es doch eine Sorte von Fettsäuren, die in der Tat äußerst schlechte Eigenschaften aufweisen: die sogenannten Transfettsäuren. Sie entstehen, wenn flüssige Öle industriell gehärtet werden. Das Härten erfand die Industrie vor gut 100 Jahren, als man zur Margarineherstellung ein Verfahren brauchte, um Pflanzenöl streichfähig zu machen. Damit begann der Siegeszug der Margarine – obwohl sie seinerzeit voller Transfettsäuren steckte und sicher nicht gesund war.

Transfettsäuren wirken sich ungünstig auf sämtliche Blutlipide aus und erhöhen somit das Risiko für Herz-Kreislauf-Erkrankungen: Sie senken das »gute« HDL-Cholesterin, erhöhen das »böse«

LDL-Cholesterin und die Triglyzeride. Deswegen sollten Sie so wenig Transfettsäuren wie möglich verzehren. Sie stecken in Frittierfetten, in fertigen Backwaren, Tütensuppen, Knabberartikeln, in manchen Müslimischungen, Fertiggerichten und in Sahneersatz. Eine Kennzeichnungspflicht für Transfette gibt es leider noch nicht. Man kann sie aber aufspüren, indem man die Zutatenlisten liest. Tauchen darin die Begriffe »gehärtet«, »teilgehärtet« oder »teilweise gehärtet« im Zusammenhang mit Fetten oder Ölen auf, können Sie davon ausgehen, dass Transfettsäuren enthalten sind.

Wenn Sie seit jeher zu den Butterfans gehörten, dann haben Sie es instinktiv richtig gemacht. Die Margarine kommt heute zwar weitgehend ohne Fetthärtung aus, dennoch ist Butter das natürlichere Fett. Formt sich in Ihrem Kopf gerade die Frage »Aber mein Cholesterinspiegel?« Dann sollten Sie wissen, dass Sie bei LOGI trotz des Cholesterins in der Butter ruhig ein paar Butterflöckchen auf Ihrem Gemüse genießen dürfen. Denn erstens erhöht das Cholesterin aus der Butter (oder dem Ei) nicht zwangsläufig Ihren Cholesterinspiegel. Und zweitens essen Sie bei LOGI ausreichend cholesterinsenkende Öle.

Genuss und Gesundheit – ein Widerspruch?

Beenden wir den Ausflug zu den theoretischen Hintergründen und widmen wir uns dem Praktischen. Auf der einen Seite wollen Sie eine negative Energiebilanz erreichen, um abzunehmen. Andererseits wollen und sollen Sie Ihr Essen genießen. Je länger Sie Fettaugen gezählt und sich mit Magerkost kasteit haben, desto größer kann Ihr Nachholbedarf an Fett sein. Genießen Sie es, aber übertreiben Sie es nicht! Bei LOGI werden keine Fettaugen gezählt – aber einen Freifahrtschein für fettreiche Kalorienbomben kann Ihnen auch LOGI nicht geben. Exakte Mengenvorgaben möchten wir Ihnen auch hier nicht auferlegen.

Nur Empfehlungen und Erfahrungen aus der Praxis. Denken Sie immer daran, Ihre Mahlzeiten vom Gemüse aus zu planen. Ob als Rohkost, gegrillt, gekocht, gebacken oder gedünstet macht keinen Unterschied. Dazu verwenden Sie gerade so viel Butter, Schmalz oder Öl, dass es Ihnen gut schmeckt. Jetzt fehlt noch etwas von der zweiten Pyramidenstufe für die lange Sättigung. Beim Fisch bevorzugen Sie die fetten Sorten wie Hering, Lachs, Makrele, wegen der Omega-3-Fette. Fleisch darf aus geschmacklichen Gründen ruhig ein wenig marmoriert sein. Große weiße Fettränder an Koteletts oder am Schinken sollten Sie aber besser abschneiden. Das sind überflüssige Kalorien, die Sie an anderer Stelle sehr viel besser nutzen können.

Vorsicht auch bei allen fein zerkleinerten oder streichfähigen Wurstwaren, bei denen Sie keine Stücke mehr erkennen. Auch sie sind meistens besonders fett- und damit kalorienreich: Teewurst, Fleischwurst, Streichwurst, Leberwurst, Leberkäse, Hackfleisch, Bratwurst oder auch Bockwürstchen. Sie sind keineswegs verboten, sollten aber während der Abnehmphase nur maßvoll genossen werden. Schiere Fleischstücke wie Hühner- oder Putenbrust, Schnitzelfleisch, Steaks, Schinken, Bratenfleisch und Bratenaufschnitt sind fettarm, haben einen erheblich höheren Wasseranteil und sind dadurch deutlich kalorienärmer als fettreiche Wurstwaren. Ein Salat mit Rumpsteak und Kräuterbutter erfreut Ihre Energiebilanz mehr als ein Leberkäse mit Spiegelei und Salat.

Eiweiß-, Fett-, Wasser- und Kaloriengehalte bei Wurst und Fleisch

	Eiweiß	Fett	Wasser	Kalorien
Hühnerfleisch o. Haut	24 g	1 g	74 g	105 kcal
Schweinefleisch, mager	22 g	2 g	75 g	105 kcal
Rindfleisch, mager	21 g	2 g	75 g	105 kcal
Kochschinken	23 g	4 g	64 g	125 kcal
Rohschinken	21 g	8 g	71 g	150 kcal
Schweinekotelett	20 g	5 g	67 g	150 kcal
Hackfleisch, gemischt	20 g	20 g	60 g	260 kcal
Bockwürstchen	12 g	25 g	59 g	275 kcal
Fleischwurst	10 g	29 g	56 g	295 kcal
Salami	19 g	33 g	28 g	370 kcal
Mettwurst	14 g	37 g	38 g	390 kcal

(Circa-Angaben pro 100 g)

Milchprodukte: Kleine, aber feine Unterschiede

Bei den Milchprodukten gibt es zwei Dinge zu bedenken: den Fettgehalt und den Zuckeranteil. Den Fettanteil dürfen Sie bei LOGI ganz nach Geschmack auswählen. Falls Ihnen Magermilch zuwider ist, nehmen Sie eben Vollmilch. Und bevor Sie Ihr sauer verdientes Geld für Sahneersatzcremes ausgeben, die vor Zusatzstoffen nur so strotzen und noch dazu gehärtete Fette enthalten, gönnen Sie sich lieber einen echten Sahnetupfer.

Wie Sie wissen, enthalten Milchprodukte blutzuckerwirksame Kohlenhydrate. Auch die müssen bei der täglichen Kohlenhydratmenge berücksichtigt werden. Und dann möchten wir Sie auf noch einen kleinen Unterschied aufmerksam machen: Da Quark mehr Eiweiß enthält als Naturjoghurt, gelangt der Milchzucker aus Quark langsamer ins Blut. Kleine Mengen Quark werden bei Diabetes daher als nicht blutzuckerwirksam eingestuft. Wie Ihr Blutzucker auf größere Mengen Quark im Vergleich zu Joghurt reagiert, können Sie ja einmal ausprobieren – die Reaktionen sind individuell unterschiedlich.

Ziehen sich bei dem Wort Quark Ihre Mundwinkel zusammen? Das können wir nachvollziehen. Für uns war Quark auch lange Zeit der magere, mit weniger als zehn Prozent Fett. Haben Sie schon einmal Sahnequark mit 40 Prozent probiert? Den kann man wirklich essen, der schmeckt und ist bei LOGI auch völlig ok. Er knirscht nicht zwischen den Zähnen wie Magerquark und hält aufgrund seines höheren Fettgehaltes auch länger satt. Sahnequark hat mehr Kalorien, aber wenn Sie beim Essen mehr Genuss verspüren, werden Sie länger zufrieden satt sein und diese Kalorien in der Tagesbilanz wieder ausgleichen. Ein höherer oder geringerer Kaloriengehalt einer einzelnen Mahlzeit ist nicht entscheidend für die Gewichtsabnahme. Entscheidend ist die negative Energiebilanz am Ende des Tages.

Schmeckt Ihnen der magere oder der 20-prozentige Quark, müssen Sie natürlich nicht auf Sahnequark umsteigen. Probieren Sie bei den Milchprodukten aus, welche Fettstufe Ihnen gut schmeckt, Sie optimal sättigt und zufrieden macht. Solange Sie mit der Vollfettstufe abnehmen, spricht überhaupt nichts dagegen. Sollte Ihre Gewichtsabnahme einmal stagnieren, bieten die Milchprodukte einen Ansatz für Veränderung.

Martin L. aus Ötisheim

Ich konnte es mir nicht vorstellen

Als ich 1985 wegen Nierensteinen ins Krankenhaus musste und die Ärzte Typ-2-Diabetes feststellten, war das keine wirkliche Überraschung. Meine Eltern waren beide Diabetiker und sind an den Spätfolgen gestorben. 1990 hatte ich meine erste Kur in Bad Mergentheim. Mein Langzeitzucker (HbA_{1c}) lag damals bei 8,5 Prozent. Ich habe danach sämtliche Diäten ausprobiert, von Brigitte bis Atkins, hatte aber keinen dauerhaften Erfolg. Trotz aller Medikamente stieg mein Zuckerspiegel von Monat zu Monat: morgens auf 200 bis 250, tagsüber auf 140 bis 180 mg/dl.

1998 schickte mich mein Hausarzt zum Diabetologen, der sagte: »Das kriegen wir mit Tabletten in den Griff.« Da ich ein ziemlicher Sportmuffel war und 95 Kilogramm wog, hörte ich das natürlich gerne. Der Erfolg blieb jedoch aus. Trotz etlicher Diätversuche musste ich ab 2001 Insulin spritzen, erst fünf Einheiten, später acht Einheiten zu jeder Mahlzeit und abends noch zehn Einheiten Langzeitinsulin. 2004 kam ich zur zweiten Kur nach Bad Säckingen. Ich lernte viel über die übliche Diät – wenig Fett, kein Zucker, viele Kohlenhydrate, fünf Mahlzeiten täglich – und nahm auch acht Kilogramm ab. Doch halten konnte ich das nicht.

Zu meinem großen Glück übernahm 2009 ein neuer Arzt die Praxis meines Hausarztes. Er schickte mich zu einem anderen Diabetologen, der mich wieder zur Kur schicken wollte. Ich wog mittlerweile 113 Kilogramm und spritzte dreimal täglich 25 bis 30 Einheiten Insulin und abends 25 Einheiten Langzeitinsulin. Noch eine Kur – davon war ich nicht begeistert. Ich »wusste« doch schon alles. Mein Diabetologe ließ aber nicht locker und empfahl mir die Klinik Überruh. Also recherchierte ich im Internet und las erstmals von der LOGI-Kost. Das wäre ja vielleicht doch was für mich, dachte ich, denn Wurst, Fleisch, Gemüse und Salate aß ich schon immer gerne. Mit gemischten Gefühlen willigte ich ein. Am 13. Oktober 2009 fuhr ich nach Isny. Mein Ziel: die Hälfte des Insulins einsparen und vier Kilogramm abnehmen.

Der erste Eindruck: »Oh, Gott, das liegt ja am Ende der Welt.« Nach den Untersuchungen meinte die Ärztin, ich könnte vielleicht ohne Insulin heimgehen. Das konnte ich mir überhaupt nicht vorstellen. Abends dann das erste LOGI-Essen: Salate, Camembert, Kassler, Suppe, Gemüse. Am Tisch fragte ich unsicher: »Was darf ich essen und wie viel?« Die lapidare Antwort: »Alles, bis Du satt bist, aber mehr Salat und Gemüse.« Das ließ ich mir nicht zweimal sagen, dachte aber, das kann nie funktionieren!

Am zweiten Tag wurde mein Insulin um die Hälfte reduziert, am sechsten Tag spritzte ich nur noch morgens sechs Einheiten und abends zehn Einheiten, ab dem zwölften Tag brauchte ich KEIN Insulin mehr. Meine Zuckerwerte lagen bei 120 bis 140, der Nüchternzucker schwankte zwischen 140 und 180 mg/dl. Blutdruck und Gewicht sanken kontinuierlich.

Seit diesem Erfolg ist LOGI das Nonplusultra für mich. Ich verschlang alle Informationen, die ich kriegen konnte, und kaufte gleich zwei Kochbücher. LOGI kommt mir sehr entgegen, weil ich essen kann, bis ich satt bin. Ich brauche keine Kalorien mehr zu zählen, kann Fett essen, einfach essen was schmeckt und sättigt. Auch im Restaurant gibt es keine Probleme, statt Pommes gibt's eine Gemüseplatte dazu, und wenn da eine Buttersauce darüber ist, umso besser. Natürlich gehört auch der Sport dazu, aber der macht mit der Zeit sogar Spaß. Am Ende der LOGI-Kur wog ich sieben Kilogramm weniger, nahm morgens eine Tablette Metformin und eine Blutdrucktablette und abends eineinhalb Metformin und eine Blutdrucktablette. Meine Cholesterintabletten brauchte ich nicht mehr.

Die größte Angst war: Wie geht´s zu Hause weiter? Was soll ich sagen, es funktioniert hervorragend. Frühmorgens frühstücke ich ausgiebig, gegen 9 Uhr gibt es eine Quark-Joghurt-Mischung, mittags Wurst, Käse und Gemüse oder Mozzarella mit Tomaten oder Salat. Abends essen wir warm. Man muss einfach ausprobieren, was einem gut tut und was nicht. Da ich selber gerne koche, ist das unproblematisch, man kann jedes Gericht variieren. Wenn es Linsen mit Saitenwürstchen und Spätzle gibt, esse ich statt der Spätzle gebratene Kohlrabi- oder Möhrenstreifen. Im Urlaub, wenn ich später frühstücke, brauche ich kein Mittagessen, weil ich so satt bin, dass es mir bis zum Abend reicht. Selbst abends vor dem Fernseher brauche ich weder Schokolade noch Kekse, vielleicht zwei, drei Walnüsse.

Drei- bis fünfmal in der Woche bin ich eine gute halbe Stunde auf dem Laufband oder gehe spazieren. Jetzt, gut drei Monate nach der Kur, wiege ich 95 Kilogramm. Mein Nüchternzucker schwankt noch zwischen 125 und 140 und der Tageszucker liegt bei 120 bis 135 mg/dl. Ich denke aber, das pendelt sich mit sinkendem Gewicht noch ein.

Heute bin ich total von LOGI überzeugt, es ist die optimale Kost für Diabetiker! Was mich gewaltig ärgert: Dass so wenige Ärzte und keine Krankenkasse diese Ernährung in ihrem Programm haben. Ich darf gar nicht dran denken, was die Kassen an Kosten sparen könnten.

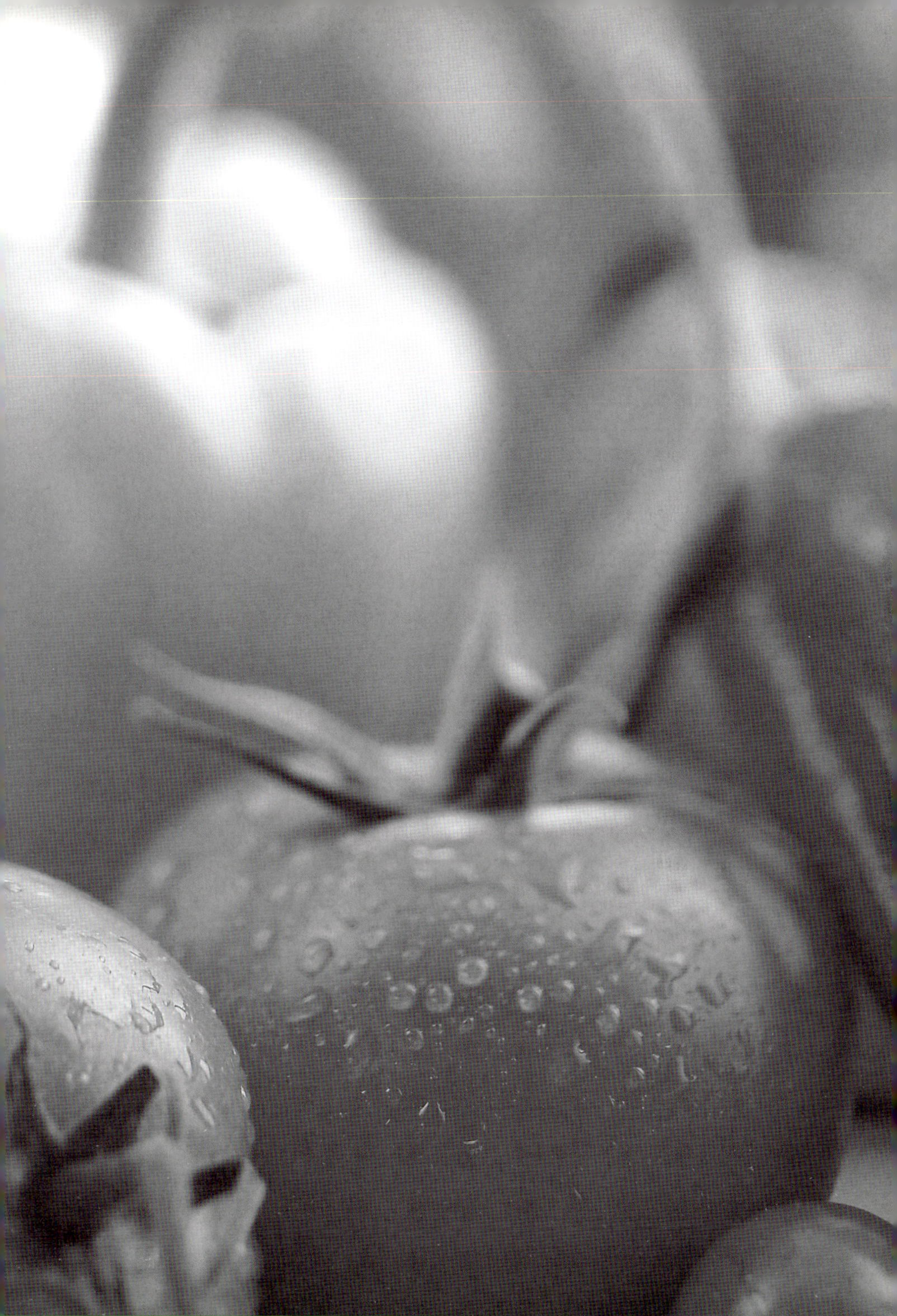

Die Grundausstattung

Sie sind entschlossen, mit LOGI anzufangen und fragen sich: Was soll ich einkaufen? Ideal ist es, wenn Sie im Kühlschrank, in der Tiefkühltruhe und in der Vorratskammer eine gewisse LOGIsche Grundausstattung haben. Auch Ihr Gewürzschrank sollte gut gefüllt sein. Beginnen wir wieder an der Basis der LOGI-Pyramide. An Salat, Gemüse und Obst sollte es nie mangeln. Karotten, Paprika, Gurken, Kohlrabi – alles, was als Rohkost schnell und ohne viel Aufwand hergerichtet ist, sollte im Gemüsefach liegen. Auch Gewürzgurken können in Verbindung mit einem Stückchen Käse eine nette Hilfe gegen den kleinen Hunger sein. Fertig gekochte Rote Bete sind ebenfalls in wenigen Minuten in Scheiben geschnitten und auf einem frischen Feldsalat mit etwas Parmesan und einem Essig-Öl-Dressing angerichtet (**S. 164**).

Natürlich hat man nicht immer Lust und Zeit, alles Gemüse und Obst frisch einzukaufen. Für diese Fälle gibt es Tiefkühlgemüse und -obst. Sie sollten lediglich darauf achten, TK-Gemüse(mischungen) »natur« zu wählen. Die Fertigwürze-Fettklöpschen, die in Mischungen à la chinesische oder italienische Küche oder im Spinat-Blubb stecken, enthalten allzu oft minderwertige Fette und Geschmacksverstärker. Einen Schuss Sahne, Kräuter und Gewürze können Sie selbst zugeben, dann wissen Sie, was und wie viel drin ist und können das Gericht auf Ihre persönlichen Geschmacksvorlieben abstimmen.

Dosengemüse ist keine besonders gute Wahl, aber im Notfall besser als gar kein Gemüse. Sich hin und wieder einer Dose zu bedienen, ist okay, aber es sollte nicht die Regel sein. Für den Salat oder das Chili ein paar Dosen Kidneybohnen im Haus zu haben, ist allerdings äußerst praktisch. Auch beim Fisch bieten Dosen einen Kompromiss. Natürlich wäre frischer Fisch optimal. Doch mit einer Dose Thunfisch oder Makrelenfilets lässt sich die Omega-3-Bilanz leicht aufbessern und die Empfehlung »wöchentlich zwei bis drei Portionen Fisch auf den Tisch« einfacher umsetzen. Achten Sie beim Einkaufen darauf, dass der Fisch »im eigenen Saft« oder »in Lake« schwimmt. Es wäre unsinnig, die Omega-3-Bilanz mit Thunfisch oder Makrelenfilets verbessern zu wollen, die in Omega-6-reichem Sonnenblumenöl schwimmen. Es gibt auch Thunfisch in Rapsöl, allerdings nicht in jedem Supermarkt.

Besser als keinen Fisch zu essen ist auch der Hering aus Dosen. Dieser schwimmt sehr gern in Tomaten- oder anderen Saucen. Bedenken Sie, dass diesen Saucen immer Zucker zugesetzt ist. Deswegen sind eingeschweißte Makrelen oder Forellen aus der Kühltheke günstiger. Natürlich tun es auch mal klassische Rollmöpse aus dem Glas.

Ohne Zuckerzusatz

Auch das Obst in Dosen oder Gläsern hat meist sehr viel mehr Zucker als frisches. Es gibt jedoch auch süßstoffgesüßte Obstkonserven. Der fruchteigene Zucker bleibt selbstverständlich erhalten und lässt den Blutzucker ansteigen.

Tiefgekühlte Beerenfrüchte sind das ganze Jahr über eine gute Wahl. Kurz in der Mikrowelle aufgetaut sind sie schneller in einem Quark verrührt, als ein Brot geschmiert ist. Vorsicht: Vor allem das Tiefkühlobst beim Discounter ist oft gezuckert. Lesen Sie daher vor dem Kauf die Zutatenliste und weichen Sie auf ungezuckerte Früchte aus.

Lesen, lesen, lesen

Am Anfang beschleicht Sie vielleicht das Gefühl, das Einkaufen nähme bei LOGI viel mehr Zeit in Anspruch, weil man ständig Zutatenlisten lesen muss. Doch keine Sorge: Sobald Sie Ihre neuen Standardprodukte gefunden haben, erübrigt sich das Studieren der Zutatenliste und Sie kaufen wieder in gewohntem Tempo ein.

Zutatenlisten sind so aufgebaut, dass die Zutat, die den größten Teil des Produkts ausmacht, an erster Stelle steht. Es folgt die Zutat mit dem zweitgrößten Anteil, dann die mit dem drittgrößten und so weiter. Steht Zucker auf einem der ersten fünf Plätze, können Sie davon ausgehen, dass dieses Produkt den Blutzucker erhöht. Je weiter hinten der Zucker zu finden ist, umso weniger ist enthalten. Findet sich der Zucker beispielsweise auf einer abgepackten Salami an letzter Stelle der Zutatenliste, ist sein Anteil so gering, dass Sie keine Auswirkungen auf den Blutzucker erwarten müssen. Leider heißt der Zucker nicht immer Zucker auf den Zutatenlisten. Er kann sich hinter vielen Namen verstecken. Oft lässt er sich an der Endung »-ose« erkennen: Glukose, Dextrose, Laktose, Maltose sind einige Beispiele. Alle diese Zucker haben Auswirkungen auf den Blutzuckerspiegel.

Zucker hat viele Namen und er »versteckt« sich auf den Zutatenlisten hinter vielen Begriffen. Einige Beispiele: Saccharose (Haushaltszucker), Fruktose (Fruchtzucker), Laktose (Milchzucker), Maltose (Malzzucker), Dextrose oder Maltodextrose (Traubenzucker).

Auch Honig, Rosinen, Sultaninen und andere Trockenfrüchte, Sirupe wie Fruktose-, Glukose- oder Ahornsirup, Dicksäfte aus Birnen oder Äpfeln sowie Magermilch- und Molkepulver und andere Molkenerzeugnisse sind zuckerreich und erhöhen den Blutzuckerspiegel.

Hatte die Angabe »zuckerfrei« oder »ohne Zuckerzusatz« früher nicht viel zu sagen, so regelt ein Gesetz seit 2007 europaweit, was diese Begriffe bedeuten:

- zuckerarm
  steht für feste Lebensmittel mit maximal 5 Gramm Zucker pro 100 Gramm oder Flüssigkeiten mit maximal 2,5 Gramm Zucker pro 100 Milliliter.
- zuckerfrei
  steht für Lebensmittel mit maximal 0,5 Gramm Zucker pro 100 Gramm beziehungsweise 100 Milliliter.
- ohne Zuckerzusatz
  steht für Lebensmittel, denen keine Zucker oder irgendein anderes wegen seiner süßenden Wirkung verwendetes Lebensmittel zugesetzt wurden. Enthält das Lebensmittel von Natur aus Zucker, sollte das Etikett darauf hinweisen.

Die Kennzeichnung »ohne Zuckerzusatz« bedeutet also keineswegs, dass kein Zucker enthalten ist, sie bedeutet nur, dass keiner zugefügt wurde. Sehen Sie daher lieber nach, ob das Produkt eine Nährwertkennzeichnung hat. An ihr können Sie sehen, ob und wie viel Kohlenhydrate und Zucker enthalten sind.

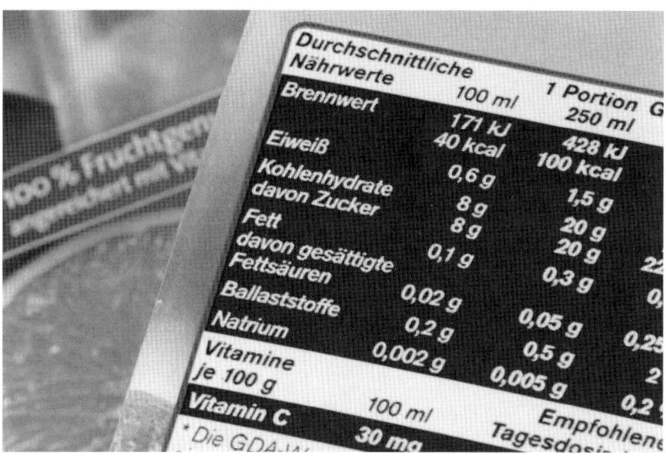

Zuckeraustauschstoffe oder die Mär vom Diätzucker

Der Zuckeraustauschstoff Fruchtzucker (S. 184) wurde lange Jahre wegen seiner geringeren Wirkung auf den Blutzucker als »Diabetikerzucker« verkauft und als Süßungsmittel in Diabetikerprodukten verwendet. Viele Diabetiker denken sogar, solche Produkte seien besonders vorteilhaft für sie. Eher ist das Gegenteil der Fall: Diabetikerprodukte haben keine Vorteile gegenüber den mit üblichem Zucker gesüßten Produkten. Sie sind häufig noch kalorienreicher als das Original, und dazu fehlt es ihnen allzu oft an Geschmack. Zudem lassen größere Mengen Fruchtzucker die Leber verfetten, erhöhen die Harnsäure und die Triglyzeride. Lassen Sie also besser die Finger von Diäteis, Diätschokolade oder Diätkuchen – genießen Sie lieber selten eine kleine Menge vom Original. Wenn Sie die LOGI-Empfehlungen verinnerlicht haben und sie umsetzen, spricht nichts gegen seltene Ausflüge in die Pyramidenspitze – solange sie Ausnahmen bleiben!

Schokolade wird ab einem Kakaoanteil von 70 Prozent gesundheitlich interessant. Das sind die dunklen, kräftigen Sorten. Bei mindestens 70 Prozent Kakaoanteil bleibt von vornherein nicht viel Platz für Zucker. Kalorienmäßig liegt sie leider nicht wesentlich unter Vollmilchschokolade.

Schmeißen Sie die Flinte nicht vorschnell ins Korn! Probieren Sie sich langsam durch die Regale der hochprozentigen Schokoladen. Dunkle Sorten sind allerdings nicht jedermanns Geschmack.

Wenn der Gaumen an zart schmelzende Nougatschokolade gewöhnt ist, kommt ihm die dunkle vielleicht vor, als staube sie. Meine Ausflüge in das dunkle Sortiment begannen bei den edlen, teuren Sorten. Die meisten landeten nach dem ersten Bissen im Abfalleimer. Es tat mir zwar weh, Tafeln für fünf Euro in den Abfall zu werfen, aber was soll ich mit Schokolade, die mir nicht schmeckt? Auch Kalorien, die nicht schmecken, gehen in die Bilanz ein, und wenn ich schon Schokokalorien esse, dann müssen Sie ausgesprochen gut sein!

Die teuren Tafeln sehen meist wunderschön aus. Beim Reinbeißen hat man aber schonmal das Gefühl, seine Zähne in Briketts zu versenken. Geschmack lässt sich nicht über den Preis definieren. Probieren Sie sich also durch das Sortiment und finden Sie heraus, welche Schokolade Ihnen wirklich schmeckt. Immer mehr Discounter haben mittlerweile kleine 20-Gramm-Täfelchen im Sortiment, die einem das Gefühl geben »etwas Ganzes« und nicht nur eine Rippe gegessen zu haben.

Darüber, ob Schokolade zur LOGI-Grundausstattung gehört, ließe sich bestimmt wunderbar streiten. Wir glauben aber, Sie kennen sich selbst gut genug, um entscheiden zu können: Ist es besser, keine Schokolade im Haus zu haben, um davor gefeit zu sein, sie tafelweise zu verspeisen. Oder können Sie hin und wieder ein wenig davon naschen und möchten daher dunkle Schokolade vorrätig haben.

Zurück zu den Zuckeraustauschstoffen. Neben dem bereits erwähnten Fruchtzucker gehören weitere Substanzen dazu, die sich ganz einfach erkennen lassen: Finden Sie auf einem Produkt den Satz »kann bei übermäßigem Verzehr abführend wirken«, wissen Sie, dass es Zuckeraustauschstoffe enthält. Empfindliche Menschen reagieren häufig schon bei geringen Mengen mit Bauchschmerzen bis hin zu Magenkrämpfen und Durchfall. Zudem liefern die Zuckeraustauschstoffe Kalorien, sodass es schon aus diesem Grund keinen Freifahrtschein für massenhaften Konsum geben kann.

Zuckeraustauschstoffe heißen zum Beispiel Xylit, Sorbit, Laktit, Maltit, Mannit, Isomalt.

Bonbons »ohne Zucker« sind meistens mit Zuckeraustauschstoffen gesüßt. Bonbons gehören auf die oberste Pyramidenstufe, auch jene mit Austauschstoffen liefern Kalorien. Aber wenn man mal Halsschmerzen oder Husten hat, tun Bonbons dem Hals gut. Ob man dann das zuckrige Original nimmt oder jene mit

Austauschstoffen, muss jeder selbst entscheiden. In kleinen Mengen haben die Bonbons mit Zuckeraustauschstoffen keinen Einfluss auf den Blutzucker. Wie viele Bonbons einer BE entsprechen, finden Sie bei den Nährwertangaben auf dem Etikett.

Süßstoffe sind etwas völlig anderes als Zuckeraustauschstoffe. Sie haben weder Kalorien noch erhöhen sie den Blutzucker und sind die beste Alternative zum Süßen von Kaffee, Tee oder Süßspeisen.

Eier und Nüsse

Unbedingt zur LOGI-Grundausstattung gehören Nüsse und Eier. Nüsse sind nicht nur praktisch für unterwegs, sie sind auch eine gesunde, sättigende Zwischenmahlzeit, die schnell über den kleinen Hunger hinweghilft. Wegen der Kalorien bitte nicht tütenweise essen.

> Eier sind in Deutschland ein heißes Thema. Ich finde es immer wieder faszinierend, wie sehr sich meine Schulungsteilnehmer die Köpfe über Hühnereier heiß reden können. In jeder Schulung werde ich erwartungsvoll gefragt, wie es mit Eiern aussieht. Meine Antwort »Gut!« scheint niemand zu erwarten. Sie führt prompt zu heftigen Diskussionen über Eiklar, Eigelb und Cholesterin. Ich glaube nicht wirklich daran, dass ich es noch erleben werde, wie die »Maximal-drei-Eier-pro-Woche-Empfehlung« ins Reich der Ernährungsmärchen eingeht.
>
> Andererseits bin ich ganz froh, dass Eier immer noch ihren schlechten Ruf haben. Sollten sich die Fachgesellschaften irgendwann endlich überwinden und zugeben, dass Nahrungscholesterin herzlich wenig mit dem Cholesterin im Blut zu tun hat, und dass Hühnereier eine wahre Nährstoffbombe sind, wird die Wirtschaft sicher sofort reagieren und ich werde keine zehn Eier mehr für unter zwei Euro bekommen.

Noch einmal im Ernst: Eier gehören unbedingt zur LOGI-Grundausstattung, denn sie sättigen hervorragend und können hart gekocht gut für unterwegs mitgenommen werden. Sie können es kaum glauben, dass Eier den Cholesterinspiegel nicht erhöhen? Müssen Sie auch nicht. Probieren Sie es einfach aus. Essen Sie von einer Blutabnahme zur nächsten mehr als drei Eier pro Woche und überprüfen Sie, ob Ihr Cholesterinspiegel ansteigt. Meistens passiert gar nichts, manchmal sinkt er sogar. Weil der Körper nur einen Teil des Nahrungscholesterins aufnimmt und weil er seinen Cholesterinspiegel weitgehend unabhängig vom Cholesterin auf Ihrem Teller regelt.

Welches Fett?

In Ihrer Küche sollten stets Raps- und Olivenöl zu finden sein, vorausgesetzt, sie schmecken Ihnen. Falls nicht, halten Sie in der Bioecke Ihres Supermarktes Ausschau nach einem ölsäurereichen Sonnenblumenöl. Solche Öle sind hoch erhitzbar und werden meist als »Bratöl« angeboten. Für eine größere Auswahl sorgen Butter, Butterschmalz, Gänseschmalz, Lein- oder Hanföl sowie verschiedene Nussöle. Spezialitäten wie Lein-, Walnuss- oder Hanföl sollten Sie in der besten Qualität kaufen, also möglichst bio und kalt gepresst. Trauen Sie sich ruhig und probieren Sie einmal verschiedene Sorten. Sie werden sich wundern, wie vielfältig gute Öle schmecken und welche kulinarischen Genüsse da auf Sie warten.

Ölqualität

Pflanzenöle werden aus Ölsaaten oder Ölfrüchten gepresst. Je höher die Presstemperatur, umso mehr Öl tritt aus. Allerdings müssen heiß gepresste Öle anschließend aufwendig bearbeitet (raffiniert) werden, um sie genießbar zu machen. Durch die hohe Ausbeute können solche Öle preiswert angeboten werden. Sie sind hygienisch einwandfrei, lange haltbar, geschmacksneutral und vielseitig verwendbar.

Für kalt gepresste Öle darf beim Pressen keine Hitze von außen zugeführt werden. Allerdings gibt es auch hier noch einmal Qualitätsunterschiede, je nachdem, wie viel Wärme durch das Pressen selbst entsteht.

Kalt gepresste Öle erfordern keine große Nachbehandlung mehr, sind jedoch meist hitzeempfindlicher und weniger gut haltbar als raffinierte Öle (Ausnahme Olivenöl). Dafür enthalten sie noch mehr Vitamine und andere gesundheitsförderliche Fettbegleitstoffe und verfügen über einen meist intensiven Eigengeschmack. Am besten ausprobieren, was schmeckt und gut zur heimischen Küche passt.

Lassen Sie sich jedoch nicht von der Werbung täuschen. Marketing ist ein Handwerk und gutes Marketing beinahe eine Kunst. Seit auf Gummibärchen »ohne Fett« steht, sind die Verkaufszahlen gestiegen und der gefärbte, in Bärchenform gepresste Glukosesirup, der noch nie Fett enthielt, bekam auch noch den Ruf, gut für die Figur zu sein. Auch auf Ölen findet man vielversprechende Werbeslogans. So wird gerne mit »cholesterinfrei« geworben, obwohl alle Pflanzenöle praktisch cholesterinfrei sind.

Ebenso häufig findet man neuerdings den Slogan »reich an Omega-3- und Omega-6-Fettsäuren.« Klingt doch sehr gesund. Dafür ist man gerne bereit, etwas tiefer in die Tasche zu greifen. Doch auch ein günstiges reines Rapsöl ist reich an Omega-3-Fettsäuren. Zudem ist es zum Glück nicht so reich an Omega-6-Fetten, von denen wir ohnehin genug essen.

Geschmacksverstärker? Nein, danke!

Neben Butter und ein paar Ölen sollte in Ihrer Küche eine Auswahl an Gewürzen und frischen Kräutern Platz finden. Die vermeintlich große Vielfalt an Fix-und-Fertig-Mischungen ist zwar verlockend, doch mit gesunder Ernährung haben sie wenig zu tun. Riskieren Sie ruhig mal einen Blick auf die Zutatenlisten – Sie werden vieles nicht verstehen, dafür reichlich gehärtete Fette und Geschmacksverstärker entdecken. Wollten Sie geschmackvoll essen oder Ihr Essen mit Verstärkern dopen?

Geschmacksverstärker sind keine Gewürze, sondern Substanzen, die Geschmack vielfach nur vortäuschen. Am bekanntesten ist das gesundheitlich umstrittene Glutamat. Es kommt entweder mit einer E-Nummer daher (E 621 bis 625) oder es tarnt sich auf der Zutatenliste als Hefeextrakt, Tomatenkonzentrat oder aufgeschlossenes Eiweiß. Glutamat steht im Verdacht, das Überessen zu fördern und den Appetit anzuregen. Das kann man gut beim »Chipstüte-auf/Chipstüte-leer«-Phänomen beobachten. Brauchen Sie das wirklich?

Mit Salz, Pfeffer, ein paar Gewürzen wie Muskat, Curry oder Chili, mit frischen, gefrorenen oder getrockneten Kräutern ist es keine Hexerei, echten Geschmack ins Essen zu bekommen und ein Leichtes, auf all die Fertigtüten zu verzichten. Falls Sie zu denjenigen gehören, die diese kleinen »Helferlein« gerne in Anspruch nehmen: Trauen Sie sich, es geht auch ohne! Es erfordert vielleicht ein wenig Übung und etwas mehr Zeit, aber im Endeffekt schmeckt es besser und ist gesünder.

Wenn Sie beim nächsten Einkauf auf die Zutatenliste einer Tomatensuppen-Tüte schauen, werden Sie zwei oder mehr BE entdecken. Wo kommen diese Kohlenhydrate her? Tomaten erhöhen den Blutzucker nicht und Wasser auch nicht. Zwei BE entsprechen einem Brötchen; das ist nicht gerade wenig für eine Gemüsesuppe. Die Zutatenliste klärt Sie auf: Zucker steht weit vorne und modifizierte Stärke ist auch nichts anderes als Kohlenhydrate. Wie gut, dass eine echte Tomatensuppe ohne Stärke und Geschmacksverstärker im Handumdrehen selbst gekocht ist (**S. 173**).

Auf einen hohen Kohlenhydrat- oder Zuckeranteil müssen Sie bei allem gefasst sein, das gefriergetrocknet und pulverisiert in Päckchen und Tüten erhältlich ist. Cappuccino zum Aufbrühen hat diesen Aggregatzustand auch, und in der Zutatenliste werden Sie immer Zucker finden. Die Angabe »ungesüßt« heißt übrigens NICHT, dass keine Kohlenhydrate enthalten sind. Sehr oft wird diesen Produkten Maltodextrin zugegeben, das zwar kaum süßt, aber dennoch ein Kohlenhydrat ist. Noch dazu eines, das aus Traubenzucker besteht und folglich ähnlich auf den Blutzucker wirkt.

Ob solche Instantgetränke gesund oder ungesund sind, wollen wir nicht beurteilen. Die Entscheidung, ob man eine Mischung aus Zucker, modifizierter Stärke, Milchpulver, gehärtetem Pflanzenöl und getrocknetem Glukosesirup als Bestandteil seiner gesunden Ernährung betrachten möchte, muss jeder für sich treffen.

Wer solche Pulvergetränke gerne trinkt und nicht darauf verzichten will, sollte ausprobieren, wie sein Körper darauf reagiert. Sollten Sie bemerken, dass Sie eine Stunde nach einem solchen Cappuccino Hunger bekommen, ist das die Antwort Ihres Körpers auf die schnell verfügbaren Kohlenhydrate und ein guter Grund, sie auf der obersten Ausnahmestufe der LOGI-Pyramide einzuordnen. Gegen einen Cappuccino vom Lieblingsitaliener spricht hingegen gar nichts. Der besteht aus Kaffee und aufgeschäumter Milch oder Sahne.

Die Tücke steckt im Detail – oder im Glas

Getränke sind eine allseits beliebte Stolperfalle für Blutzucker und Gewicht. Auch Apfelschorle gehört zu den Getränken, die mit Vorsicht behandelt werden sollten. Apfelsaft ist eine fantastische Möglichkeit, eine Hypoglykämie zu behandeln: Der Blutzucker steigt in Windeseile an, und die Unterzuckerung ist rasch passé. Der Blutzucker steigt allerdings auch an, wenn eine Saftschorle gegen den Durst getrunken wird und keine Unterzuckerung vorliegt.

Fruchtsäfte und mit Zucker gesüßte Getränke fallen bei Typ-2-Diabetes eher in die Kategorie ungeeignet. Sie lassen den Blutzucker schnell steil ansteigen und fordern dementsprechend viel Insulin. Je insulinresistenter der Körper ist, desto ausgeprägter können Blutzuckeranstieg und -abfall ausfallen, der Heißhunger kurz danach ist beinahe vorprogrammiert.

Trinken ist gesund, denn der Körper braucht Flüssigkeit. Rund 1,5 bis 2 Liter pro Tag sollten Sie schaffen. Wer nicht so viel Wasser trinken mag, kann mit einer oder zwei Brausetabletten (Multivitamin, Magnesium oder ein Mineralstoffmix) für Abwechslung sorgen. Die Auswahl an zuckerfreien Geschmacksrichtungen ist groß.

Sehr in Mode sind auch »parfümierte« Mineralwässer: Ansprechend geformte Flaschen mit pastellfarbenem Inhalt, die durch exotisch klingende Geschmacksrichtungen wie grüne Birne, Litschi oder Mango-Grapefruit dem Verbraucher ein Gefühl von käuflicher Wellness vermitteln. Auch diese Getränke können einen nicht geringen Zuckeranteil haben.

Eine Firma wirbt mit dem Slogan »Hilft, den Blutzuckerspiegel zwischen den Mahlzeiten stabil zu halten«. Klingt vielversprechend. Nach einem Blick auf die Nährwertangaben weiß man, dass eine 0,7-Liter-Flasche knapp drei BE enthält. Wer davon reichlich trinkt, nimmt folglich viele Kohlenhydrate auf, und das ist bei Typ-2-Diabetes nunmal ungünstig.

Wie sich die Kohlenhydrate »verstecken«

Maltodextrin, modifizierte Stärke, Isomaltulose – alle diese Zungenbrecher sind Kohlenhydrate. Obwohl sie kaum süß schmecken, gehen Maltodextrine genauso schnell ins Blut wie Zucker. Isomaltulose geht viel langsamer ins Blut. Dennoch ist auch sie ein reines Kohlenhydrat, das den Blutzucker erhöht und viel Insulin vom Körper fordert. Daher sind auch diese Kohlenhydrate bei Typ-2-Diabetes eher ungeeignet.

Auch einige Light-Getränke sind nicht mit Süßstoff, sondern mit kalorienhaltigen und abführend wirkenden Zuckeraustauschstoffen gesüßt. Da hilft wieder nur Etikettenlesen. Solche Getränke gehören nicht zur LOGIschen Grundausstattung. Kaufen Sie stattdessen lieber Tee!

Wann waren Sie das letzte Mal in einem Teeladen? Es gibt so viele verschiedene Sorten! Da macht das Trinken einfach Spaß. Gemütlich auf der Couch sitzen, die Füße hochgelegt, und in der Hand eine dampfende Tasse Tee. Es muss natürlich nicht immer Schwarztee sein. Manche Sorten eignen sich sogar, einen kleinen Süßhunger zu stillen: Schokoladen-Tees, Sahne-Karamell-Tee, Erdbeer-Sahne-Tee, Nuss-Tee, Marzipan-Tee, dazu unzählige grüne und weiße und Kräuter- und Gewürz-Tees.

Vor allem wer abnehmen möchte, sollte genug trinken. Falls das Gewicht einmal stagniert, überprüfen Sie Ihre Trinkmenge. Oft geht es mit dem Abnehmen wieder besser, sobald mehr getrunken wird.

Und was ist mit Alkohol?

Die Frage musste ja kommen. Um es kurz zu machen: Alkoholische Getränke sind Genussmittel und auch bei Diabetes nicht verboten. Dennoch ist mit Diabetes mehr Umsicht geboten, denn Alkohol erhöht das Risiko für Hypoglykämien (Unterzuckerungen). Besonders ungünstig sind Biersorten, die als Diät-Bier angeboten werden. Sie haben bei gleichem Alkoholgehalt weniger Kohlenhydrate als normale Biere. Das mag vorteilhaft klingen, ist es aber nicht. Es steigert das Unterzuckerungsrisiko enorm.

Wenn Sie eine Therapie bekommen, bei der das Risiko einer Unterzuckerung besteht, sollten Sie sich an die »Zwei-Gläser-Regel« halten, um eine (nächtliche) Unterzuckerung zu vermeiden: Zwei Drinks in einem handelsüblichen Glas zum Essen getrunken sind ohne größere Gefahr möglich. Die Sache mit der handelsüblichen Glasgröße mag zwischen den Bundesländern variieren, und so leid es uns für die Bayern auch tut, aber mit einem handelsüblichen Bierglas ist ein 0,2-Liter-Kölschglas gemeint und keine halbe Maß. Mit einem handelsüblichen Weinglas sind auch nicht die schönen langstieligen Schwenker gemeint, in denen leicht eine halbe Flasche verschwindet.

Alkohol ist nur in geringen Mengen gesund. Die präventive Alkoholwirkung schlägt schnell ins Gegenteil um, wenn man zu viel davon trinkt. Unabhängig von seiner gesundheitlichen Wirkung liefert Alkohol Kalorien. Der Körper kann Alkohol nicht speichern, er muss ihn umgehend als Energiequelle nutzen. Das heißt: Solange Alkoholkalorien im Körper unterwegs sind, verwertet er weder Fette noch Kohlenhydrate, sondern lagert sie in die Depots ein. Bier wird im Volksmund nicht umsonst »flüssig Brot« genannt. Ein gelegentliches Glas, mit Genuss getrunken, wird jedoch weder dem Diabetes noch der Abnahme schaden.

Guter Vorrat: Milchprodukte

Was fehlt noch im Kühlschrank? Milchprodukte! Sie tun gut daran, sich einen kleinen Vorrat im Kühlschrank anzulegen. Milchprodukte sind eine gute Eiweißquelle, sättigen hervorragend, und sie lassen sich schnell zu herzhaften Dips oder Süßspeisen verwandeln. Zudem halten sie sich oft wochenlang.

Wie schon gesagt, empfiehlt es sich hier, mehr den Kohlenhydrat- als den Fettanteil im Auge zu behalten. Gezuckerte Fruchtjoghurts sind nicht empfehlenswert. Außer einer erheblichen Menge Kohlenhydrate und Aromastoffen enthalten sie nicht viel. Der Fruchtgehalt ist in den meisten Fällen marginal. So bringt es manch ein Erdbeerjoghurt gerade mal auf eine halbe Erdbeere pro Becher.

Auch wenn es natürlich großen Spaß macht, nach Jahren der Fettaugenzählerei den Löffel genussvoll durch eine Mascarpone-Creme zu ziehen oder ihn tief in griechischen Sahnejoghurt zu versenken, sollten Sie besonders während des Abnehmens aufpassen, mit Milchprodukten nicht zu viele Kalorien aufzunehmen. Solange Sie mit Sahnequark und Produkten der Vollfettstufe abnehmen, spricht jedoch nichts dagegen.

Nun müsste Ihre Küche bestens ausgestattet sein mit Salat, Gemüse und Obst, Eiern, Thunfisch, abgepackten Fischfilets, eventuell dunkler Schokolade, mit Nüssen, guten Ölen, frischen Kräutern, mit Milchprodukten wie Quark, Hüttenkäse, Naturjoghurt, Schmand, saurer Sahne, verschiedenen Käsesorten, Fleischwaren wie Salami und Schinken. Jetzt steht einem erfolgreichen Start in die LOGIsche Lebensweise nichts mehr im Weg.

Und unterwegs?

Heutzutage ist es überhaupt kein Problem mehr, auch unterwegs seinen Hunger schnell zu stillen. An jeder Ecke findet man eine Bäckerei, eine Tankstelle, einen Kiosk, an dem man belegte Brötchen kaufen kann, oder ein Fastfoodrestaurant. Für ein paar Cents bekommt man dort viele Kalorien auf kleinstem Raum. Ein King-Size-Schokoriegel von der Tankstelle und in kürzester Zeit sind 350 Kalorien im Magen verschwunden. Dazu noch ein trockenes Brötchen, weil ein Riegel allein ja nicht satt macht, und eine kleine Flasche Apfelschorle, damit das Brötchen beim Schlucken nicht so staubt. Mit einem solchen »Snack« ist man schnell bei 650 Kalorien angelangt. Wie lange er satt hält, kann man sich vorstellen; die Erfahrung haben wir alle schon gemacht.

Fürs Büro sind belegte Brote ein Klassiker, morgens schnell geschmiert bringen sie uns über den Tag. Für Notfälle gibt es zudem noch Müsliriegel und Obst. Obst ist auch bei LOGI willkommen, doch zu den schnell geschmierten Broten sollten Sie Alternativen in Erwägung ziehen. Bei LOGI gehören auch Frischhaltedosen zur Grundausstattung!

Was füllt man hinein? Steht Ihnen auf der Arbeit eine Mikrowelle zur Verfügung, sind sogar warme Mahlzeiten problemlos möglich. Sie brauchen nur die Reste vom Vortag mitzunehmen, zum Beispiel eine Oliven-Frittata (S. 163).

Sie haben keine Mikrowelle oder sind viel unterwegs? Dann müssen Sie ein wenig mehr planen, haben aber dennoch genügend Möglichkeiten: kleine Frikadellen, gekochte Eier, kalter Braten, Käsewürfel oder Mini-Babybel, Cocktailtomaten und Mini-Mozzarellas, Spießchen mit Paprika- und Gurkenstücken, Champignons und gebratenem Puten- oder Hähnchenfleisch, Mini-Salamis, Wiener Würstchen, Dickmilch oder Buttermilch mit einem Apfel und ein paar Nüssen. Das müsste bis zur nächsten »richtigen« Mahlzeit reichen.

Viele Supermärkte und Fastfoodrestaurants bieten inzwischen fertige Salate an. Meist enthalten sie außer dem eigentlichen Salat auch eine Eiweißquelle in Form von Thunfisch, Kidneybohnen, Schinken oder Käse. Die einzige Schwierigkeit liegt darin, morgens daran zu denken, eine Gabel einzustecken, wenn man sich nicht mit einem Plastikbesteck herumärgern möchte.

Kurze Pausen am Arbeitsplatz lassen sich natürlich auch mit einer Milchspeise füllen. Dafür sollte der Deckel Ihrer Frischhaltedose allerdings gut schließen. Es macht wenig Spaß, seine Quarkspeise aus der Tasche wischen zu müssen …

Unkomplizierter sind Gemüsesticks, die Sie in Kräuterquark dippen können. Essen Sie dazu noch ein wenig Schinken, ein paar Salamischeiben, ein Stückchen Fleischwurst, eine Lage Putenbrust oder ein Stück Käse, dann ist auch das eine komplette, sättigende LOGI-Mahlzeit.

Für unterwegs erfordert die Mahlzeitengestaltung sicher ein wenig mehr Mühe. Sie werden aber sehr bald viele Möglichkeiten finden, auch Ihren Arbeitstag LOGIsch und geschmacklich ansprechend zu gestalten.

Suchen Sie beim nächsten Einkauf gezielt nach Lebensmitteln, die sich problemlos mitnehmen lassen und behalten Sie dabei die LOGI-Pyramide im Hinterkopf. Manches wird sich als zu kompliziert herausstellen, anderes werden Sie lieben.

Ach ja: Selbst wenn Kühlschrank und Vorratskammer gut gefüllt sind, das Essen unterwegs keine Sorgenfalte mehr hervorruft und die LOGI-Prinzipien längst verinnerlicht sind, kann es vorkommen, dass der Mensch Mensch ist und auch mal aus schierer Lust völlig unLOGIsch isst. Das ist kein Grund, ein schlechtes Gewissen zu haben oder sich als Versager zu fühlen. Haken Sie es ab und essen Sie morgen einfach weiter nach LOGI!

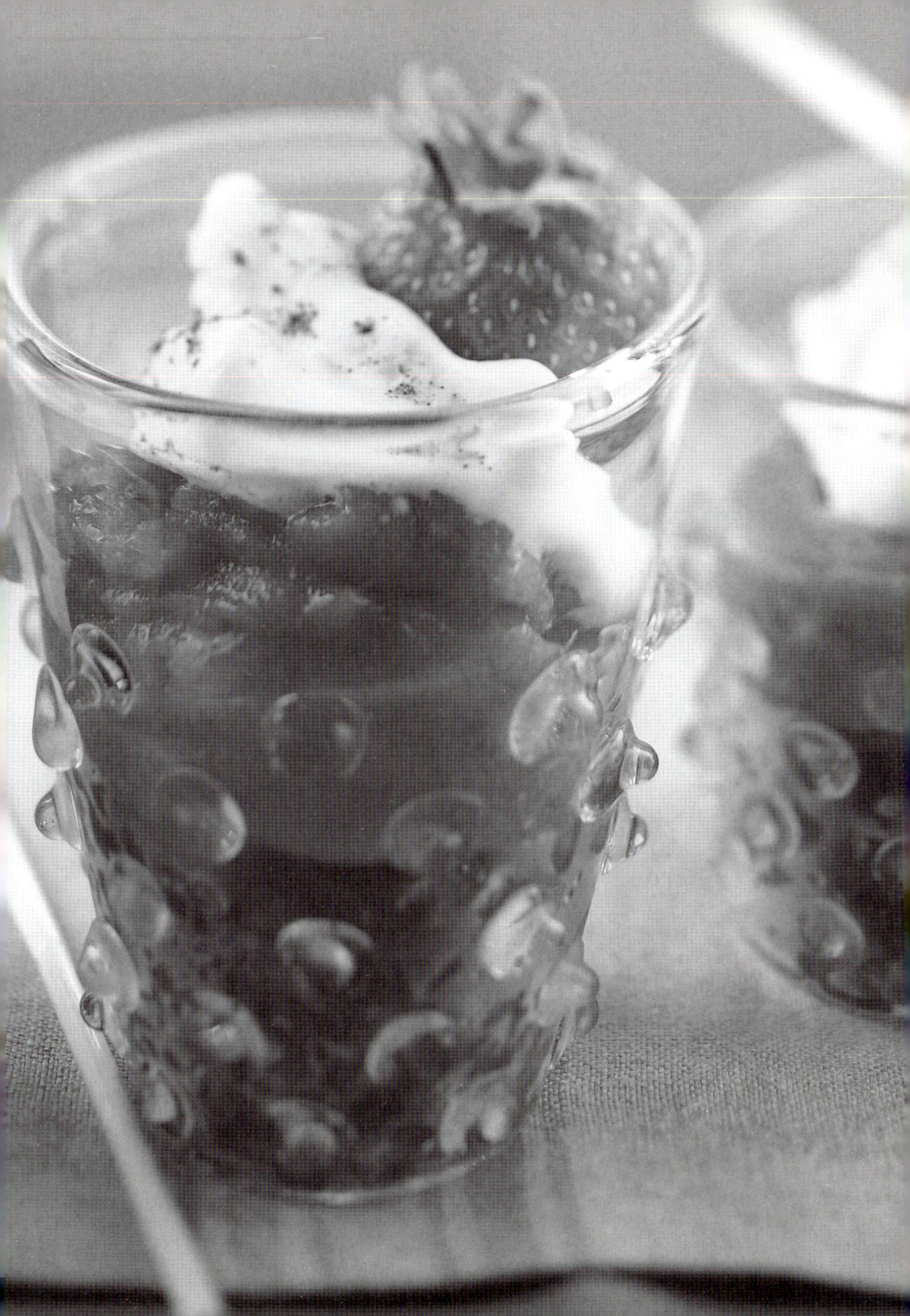

Mona B. aus Stuttgart

Typ-2-Diabetes trifft LOGI

1997 wurde bei mir (weiblich, 62 Jahre, zurzeit 79 Kilogramm, 160 Zentimeter groß – also zu klein gewachsen für mein Gewicht) Insulinresistenz festgestellt, mit der ich aber ganz gut klar kam. Bis 2004, dann war er da: der »Zucker«. Es war ein Schock für mich. Erst einmal zur Diabetesschulung bei meinem Hausarzt (Internist). Danach dann noch mehrere Schulungen über meine Krankenkasse, da ich ja auch abnehmen wollte (ich wog inzwischen 80 Kilogramm). Mein Langzeitzucker (HbA_{1c}) lag bei 7,8 Prozent und der Nüchternzucker zwischen 110 und 130 mg/dl. Ich bekam Metformin 850 verschrieben, die ich zweimal täglich nehmen sollte. Es dauerte eine Zeit, bis ich mit den Nebenwirkungen zurechtkam. Da der Nüchternzucker nicht weniger wurde, bekam ich zusätzlich einmal pro Tag Avandia verschrieben. Hat mir auch gut geholfen, aber als der Nüchternzucker unter 100 mg/dl war, hat mein Hausarzt auch Avandia wegen der Nebenwirkungen wieder abgesetzt. So hangelte ich mich mehr oder weniger gut durch. Mein Langzeitzucker war immer unter 7 Prozent.

2006 begann ich, mich mit LOGI zu beschäftigen. Ich kaufte die Bücher »Glücklich und schlank«, »Syndrom X oder Ein Mammut auf den Teller!« und die bisher erschienenen Kochbücher.

Die Umsetzung auf konsequentes LOGI ist mir nicht so richtig gelungen. Ich hatte zu obstlastig und zu wenig Eiweiß gegessen. Auf Kohlenhydrate in Form von Brezeln und Brötchen konnte ich auch noch nicht ganz verzichten.

Im Frühjahr 2006 hörte ich von einem Tag auf den anderen mit dem Rauchen auf (pro Tag circa 60 Zigaretten). Das brachte mir stolze 13 Kilogramm ein und machte meinen Bandscheiben zu schaffen. Ich wusste, es muss etwas passieren! Ich konnte mir beim besten Willen nicht vorstellen, auf Spätzle, Spaghetti, Brot beziehungsweise Brötchen zu verzichten, aber es geht. Brot esse ich heute zum Beispiel gar nicht mehr, sogar meine geliebte Butterbrezel fehlt mir nicht mehr. Spätzle oder Spaghetti gibt es höchstens einmal im Monat. Verrückt auf Süßigkeiten war ich eigentlich noch nie, lieber waren mit Erdnüsse, Paprikachips, Käsegebäck oder Ähnliches, aber das hat sich alles gegeben. Es wird halt nicht mehr eingekauft, und wenn doch, schaffe ich, es nicht die ganze Tüte zu essen, sondern genieße es häppchenweise. Ende 2008 startete ich noch mal durch mit LOGI und habe 18,5 Kilogramm abgenommen. Auf einmal fiel es mir nicht mehr schwer, hauptsächlich nur von Stufe 1 und 2 der Pyramide zu essen. Die Rezepte in den LOGI-Büchern sind prima, und man wird gut satt davon.

Und was das Schönste ist: Mein Langzeitzucker ist auf 5,5 Prozent gesunken. Ich bin richtig happy. Auch, dass ich immer noch mit meinen zwei Metformin-Tabletten auskomme nach all' den Jahren, macht mich glücklich. Mein Nüchternzucker ist wieder ein wenig höher als er sein sollte, aber mein Doc meint, solange der Langzeitwert so gut ist, bräuchte ich mir keine Sorgen zu machen.

Ich kann nur allen »Zuckerleuten« empfehlen, sich nach LOGI zu ernähren, das schmeckt gut und tut gut, ist gesund und vielseitig und gar nicht schwer in den Tagesablauf einzubauen. Eine Schulung über meine Krankenkasse werde ich auf jeden Fall nicht mehr machen. Die erzählen immer noch von Kohlenhydraten, die man unbedingt braucht. Ich weiß es jetzt besser.

Erste Hilfe

Der LOGI-Grundsatz »Essen, wenn man Hunger hat und aufhören, wenn man satt ist« ist sicher eine weise Empfehlung, die das Abenteuer Abnehmen enorm erleichtert. Doch kein Mensch isst ausschließlich aus Hunger. Da Essen auch mit Emotionen zu tun hat und zudem mit einem Lustgefühl gekoppelt ist, eignet es sich hervorragend zum Frustabbau und zur Bekämpfung von Langeweile und Liebeskummer. Eine Familienpackung Eis, direkt aus der Packung gelöffelt, wirkt manchmal wahre Wunder – doch meistens nur im Moment des Löffelns. Der große Frust kommt zeitnah mit der leeren Packung. Gerade diese süßen Fettigkeiten setzen in unserem Körper »Glückshormone« frei und sorgen für rasche, aber meist nur kurze Befriedigung. Das schlechte Gewissen danach hält deutlich länger an.

Wir wissen alle, dass Essen unsere Probleme nicht löst. Im Gegenteil. Zu den eigentlichen Problemen gesellt sich nach einem Frustessen noch das schlechte Gewissen. Das macht die Situation nicht besser, sondern verschlechtert das sowieso schon angekratzte Wohlbefinden noch. Sollten Sie sich wieder einmal mit einem Löffel bewaffnet vor dem Kühlschrank wiederfinden, atmen Sie fünfmal tief durch. Machen Sie sich bewusst, wie sehr Sie es hinterher bereuen werden, wenn Sie der Lust auf das, was sich hinter der Tür des Gefrierfaches verbirgt, hemmungslos nachgeben. Das muss natürlich kein Eis sein – Sie wissen schon, was wir meinen. Sie kennen Ihre persönlichen Seelenschmeichler selbst am besten.

Es wird nicht immer funktionieren, dass Ihre Vernunft sich durchsetzt. Manchmal braucht der Mensch einen schnellen emotionalen Aufputscher. Aber versuchen Sie wenigstens, nicht gleich alle Schranken fallen zu lassen und hemmungslos zuzuschlagen, als gäbe es kein Morgen mehr.

Natürlich sollten Sie versuchen, in erster Linie nach Ihrem Hunger- und Sättigungsgefühl zu essen und nicht aus Langeweile oder Frust oder weil es so gut schmeckt oder weil es weg muss oder, oder, oder …

Ich muss zugeben, auch mir gelingt es nicht immer, nur aus Hunger zu essen. Ich esse für mein Leben gern, und ich gestehe, dass ich es liebe, vor dem Fernseher zu essen. Herrlich! Wenn ich nicht aufpasse, kommen dabei schnell viele Kalorien zusammen. Zum Glück gibt es aber auch »leichte Überlebenshilfen« für den Notfall. Eine kleine Auswahl davon will ich Ihnen natürlich nicht vorenthalten.

Eine meiner liebsten Marotten: Wenn ich hungrig nach Hause komme, öffne ich als erstes den Kühlschrank, schneide eine Scheibe vom Käse ab oder rolle eine Scheibe Wurst auf und esse sie aus der Hand. Erst danach ist Zeit, sich dem Abendessen zu widmen. Früher hatte ich dabei oft ein schlechtes Gewissen, weil mir die mahnenden Worte der Diätassistentinnen nicht aus dem Kopf gingen: »Nicht das Brot macht dick, sondern der Belag!«

An dem abendlichen Stück Käse hat sich nichts geändert, nur am Gefühl des Genusses. Ohne schlechtes Gewissen schmeckt mir dieses Stück »Feierabend« heute noch besser. Ein kleines Stück Käse oder eine Scheibe Wurst zwischendurch sprengen keine Kalorienbilanz. Geht es Ihnen ähnlich? Dann rate ich Ihnen, nicht zu lange mit der »anständigen« Mahlzeit zu warten. Erst wenn hier noch ein Stückchen Käse und dort noch ein paar Nüsschen dazukommen, im Vorbeigehen vielleicht noch ein Stückchen dunkle Schokolade, sind Nullkommanix die Kalorien einer kompletten Mahlzeit inhaliert.

Entweder genießt man dieses »Grasen« (ständig kleine Häppchen naschen) und isst nur eine Miniportion von der »richtigen« Mahlzeit. Oder man steht die halbe Stunde, bis das Essen fertig ist, durch. So schnell verhungern wir nicht, auch wenn es sich manchmal ganz anders anfühlt.

Selbst nach einem wirklich guten, leckeren, hundertprozent LOGIschen Abendessen kann zu später Stunde, wenn man es sich gemütlich gemacht hat und ein schönes Buch vor der Nase schwebt oder einen der Film in seinen Bann zieht, der Wunsch nach etwas Essbarem aufkommen. Besonders gefährlich sind die Werbeblöcke, bei denen scheinbar immer gegessen wird. Was tun? Sie können versuchen, in jedem Werbeblock etwas Sinnvolles zu machen, um sich vom Essen abzulenken: Wäsche aufhängen, Spülen, den Einkaufszettel schreiben, telefonieren, bügeln oder was auch immer Ihnen einfällt. Sie können Ihren Gelüsten – um Hunger handelt es sich dabei selten – auch nachgeben, dann aber in möglichst kalorienarmer Form. Da man meist nur ein unspezifisches Kaubedürfnis hat, sind Gemüsesticks eine gute Wahl. Mit ein wenig Kräuterquark oder einem Klecks selbst gemachter Thunfisch- oder Schinkencreme (S. 156) schmecken sie auch gut.

Besteht dennoch Lust auf mehr, sind die diversen Light-Schinken wunderbar. Mittlerweile haben sie sogar Geschmack. Eine Lage Schinken light schlägt mit gerade mal 200 Kalorien zu Buche. Gepaart mit ein paar Gürkchen oder Gemüsesticks ist man lange beschäftigt, ohne seine Kalorienbilanz ernsthaft zu gefährden. Auch Corned Beef oder Geflügelwurst in Aspik lassen sich gut aus der Hand essen, bei gerade mal 150 Kalorien pro Packung.

Wer es lieber süß als herzhaft mag, kann sich mit Götterspeise behelfen. Entweder nehmen Sie das Pulver aus Tüten – über die gesundheitliche Bedeutung sparen wir uns die Worte – oder Sie machen sich Ihren Wackelpudding aus Tee selber (S. 177). Bei den Fertigprodukten achten Sie bitte darauf, solche zu wählen, die noch gesüßt werden müssen. Nehmen Sie dafür Süßstoff, dann kann diese Götterspeise auch in größeren Mengen gegessen werden, ohne die Gewichtsabnahme zu behindern.

Essen gehen

Wie verhält man sich als LOGIsch essender Mensch im Restaurant? Es gibt mittlerweile zwar viele vegetarische Gerichte auf den Speisekarten, aber die Rubrik »kohlenhydratreduziert« findet man selten. Sie haben drei Möglichkeiten. Entweder Sie gehen nicht mehr Essen, was die schlechteste Variante wäre. Sie können auch ganz normal à la carte bestellen und lassen die Beilagen einfach liegen oder essen nur sehr wenig davon. Oder aber Sie lassen beim Bestellen Ihren Charme spielen und fragen nach, ob Sie anstelle der Fritten, Kartoffeln, Klöße, Nudeln mehr Gemüse oder Salat bekommen können. Wir bevorzugen die letzte Variante und hatten noch nie Probleme damit. Erklären Sie nicht warum und wieso, fragen Sie einfach. Glauben Sie uns, es achtet niemand auf Sie. Sie haben nur das Gefühl, dass alle Sie anschauen. Das tut in Wirklichkeit niemand. Versuchen Sie es. Es ist ganz einfach!

Beim Essen gehen lauert allerdings eine andere kleine, gemeine Stolperfalle: der obligatorische Brotkorb! Was tun? Entweder Sie lassen ihn umgehend zurückgehen, bevor er Sie in Versuchung führt, oder Sie ignorieren ihn oder Sie schaffen es, ein Stück davon zu genießen und sich auf die Hauptspeise zu freuen. Wäre doch schade, den Hunger mit Brot zu stillen und die Hauptspeise nicht zu schaffen.

Bewegung

Warum wird so viel Wert auf Bewegung gelegt? Was ist nur an ihr dran, dass die Ärzte einem immerzu damit in den Ohren liegen? Ganz einfach: Der Mensch ist nicht für ein bewegungsarmes Leben gemacht. Wir haben an unserem Körper aktive und passive Masse. Die aktive Masse sind die Muskeln, die passive das Fettgewebe.

Muskeln haben wir alle, auch wenn man sie häufig nicht erkennt, sind sie doch da. Bei Typ-2-Diabetes und Übergewicht liegen sie häufig unter einer Schicht passiver Masse verborgen und führen ein Schattendasein. Wir haben uns eine Umwelt erschaffen, in der wir unsere Muskeln zur Bewältigung des Alltags kaum noch brauchen. Unsere Beine wurden für die Fortbewegung geschaffen, um von einem Punkt zum nächsten zu gelangen. Heute benutzen wir sie meist nur noch, um in die Garage zum Auto oder zur nächstgelegenen Bushaltestelle zu kommen.

Körperliche Arbeit müssen nur noch wenige leisten. Die meisten von uns können den technikbedingten Fortschritt zum körperlichen Stillstand schweißlos genießen. Selbst in Haus und Garten müssen wir unsere Muskeln kaum noch in Anspruch nehmen. Das Hochziehen der Rollläden und das Öffnen des Garagentors erledigt ein Automat mit Zeitschaltuhr. Würden Sie sich einen Fernseher ohne Fernbedienung kaufen? Wir auch nicht. Schade eigentlich, vielleicht könnte man so auch das leidige Zappen vermeiden, einen Film wieder komplett ansehen und nicht drei halbe parallel.

All die angenehmen Bequemlichkeiten führen dazu, dass sich die im Alltag weniger verbrauchten Kalorien über die Jahre zu einem hübschen Sümmchen läppern, das sich in Form von passivem Hüftgold wiederfinden lässt.

Deswegen brauchen wir mehr Bewegung! Bewegung ist ein Rundumschlag für die Gesundheit. Völlig zuzahlungs- und rezeptfrei senkt sie den Blutzucker und den Blutdruck, sie macht den Körper wieder empfindlicher für Insulin, sie hebt das »gute« HDL-Cholesterin an, steigert das Wohlbefinden, stärkt das Herz-Kreislauf-System, hilft beim Abnehmen und Gewichthalten. Und: Bewegung ist das beste Mittel, den Stress (Ärger) des Tages zu vergessen.

Gäbe es das alles in Pillenform, es wäre ein absoluter Verkaufsschlager. Den können Sie umsonst haben: Er kostet nur Kalorien. Falls Ihnen gerade »Ich würde ja gerne, aber ich habe einfach keine Zeit« durch den Kopf geht, glauben Sie uns: niemand hat genügend Zeit übrig. Auch die Zeit für Sport haben die wenigsten. Wir müssen sie uns nehmen!

Kleine Schritte

Bewegung hat nicht immer mit Turnschuhen und Trainingsanzug zu tun. Auch die Bewegung im Alltag zählt. Die Klassiker kennen Sie: Eine Station früher aus dem Bus aussteigen oder die Treppe anstelle der Rolltreppe nehmen. Auch diese alltäglich verbrauchten Kalorien leisten einen kleinen Beitrag gegen überschüssige Kilos. Wann sind Sie das letzte Mal mit dem Fahrrad in die Stadt gefahren? Muss es immer der Bus oder das Auto sein?

Versuchen Sie, Ihre passive Masse in aktive umzuwandeln. Muskeln verbrennen unentwegt Kalorien. Selbst wenn Sie gemütlich im Sessel sitzen, verbrauchen Ihre Muskeln Kalorien. Je mehr Muskeln Sie haben, desto mehr kleine Verbrennungsöfen haben Sie und desto mehr Kalorien werden verbraucht.

Das heißt: Mit mehr Muskeln können Sie entweder mehr essen oder schneller abnehmen. Und was noch viel wichtiger ist: Wer sich regelmäßig bewegt, kann nach erfolgreicher Abnahme das Gewicht besser halten!

Fangen Sie mit kleinen Schritten an. Setzen Sie sich niedrige, erreichbare Ziele. Es ist völlig sinnlos, Ihre Ziele zu hoch zu stecken. Eher kommt der Ehrgeiz mit den ersten Erfolgen. Das ist das Schöne am Gewohnheitstier Mensch: Er gewöhnt sich auch an Dinge, die er sich vorher nicht vorstellen konnte. Sind Sie erst einmal auf die sportliche Seite des Lebens gelangt, werden Sie feststellen, wie viel Spaß es macht, sich zu bewegen. Zu fühlen, wie der Puls hochgeht. Muskelkater an Stellen zu spüren, an denen Sie niemals Muskeln vermutet hätten.

Sie müssen nicht joggen oder schwimmen oder sich Nordic-Walking-Stöcke kaufen und mit einer Gruppe schwatzend durch die stille Natur laufen. Wichtig ist, dass Sie Beständigkeit in Ihre körperlichen Aktivitäten bringen. Viele Patienten erzählen, dass sie im Sommer einen riesigen Garten zu versorgen haben: Rasen mähen, sägen, graben, Unkraut zupfen, säen und ernten. Das ist toll. Aber der Mensch isst nicht nur im Sommer und der Diabetes ist auch nicht nur quartalsweise da, sondern zwölf Monate im Jahr. Es macht auch keinen Sinn, die ganze Woche nichts zu tun, um am Sonntag einen dreistündigen Gewaltmarsch zu absolvieren. Ihr Blutzucker freut sich jeden Tag über Bewegung und Ihr Körper sowieso, weil er dann wieder empfindlicher für Insulin wird.

Aktiv fernsehen

Um Muskeln aufzubauen, muss man das Haus nicht verlassen. Auch in den heimeligen vier Wänden lässt sich sportlich einiges bewegen. Selbst das Fernsehen lässt sich aktiv gestalten. Gibt es eine Sendung, die Sie jeden Tag schauen? Ihre Lieblingssoap oder die Tagesschau? Nutzen Sie diese Viertelstunde und bauen Sie jeden Abend Muskeln auf. Füllen Sie zwei 1,5-Liter-Plastikflaschen mit Wasser und setzen Sie sich mit geradem Oberkörper auf die Couch. Nehmen Sie die Flaschen wie Hanteln in die Hand, die Arme hängen gerade runter, die Hände zeigen nach vorne. Mit dem Gong der Tagesschau fangen Sie an und nach dem Wetter hören Sie wieder auf: Beugen und strecken Sie Ihre Unterarme, um die Flaschen zu heben und zu senken. Die Oberarme bewegen sich nicht mit, sie liegen seitlich eng am Körper an.

Wiederholen Sie diese Übung und legen Sie zwischendurch immer kurze Verschnaufpausen ein. Beginnen Sie mit zweimal zehn Wiederholungen, und wenn Sie das nicht schaffen, dann eben mit so vielen, wie Sie können. Schon nach ein paar Tagen werden Sie merken, dass es immer besser geht und Sie immer mehr schaffen.

Eine andere Übung: Strecken Sie die Arme mit den Flaschen auf Schulterhöhe seitlich waagerecht aus. Die Hände zeigen nach unten. Führen Sie die Arme langsam vor dem Bauch zusammen und wieder zurück. Arme und Rücken bleiben immer gestreckt. Beginnen Sie auch hier mit zweimal zehn Wiederholungen. Sollten Ihnen die Flaschen nach einer Weile zu leicht werden – es zwickt nicht mehr und Sie kommen nicht mehr ins Schwitzen – können Sie das Wasser gegen Sand austauschen, um das Gewicht zu erhöhen. Sie können sich natürlich auch Hanteln kaufen, aber das muss nicht sein.

Es gibt unzählige Übungen, die man zu Hause durchführen kann. Schauen Sie aufmerksam in Ihre Apothekenzeitschrift, in der Buchhandlung, in Zeitschriften oder im Internet.

Zur Abwechslung können Sie auch mal ein Theraband versuchen. Therabänder sind breite Latexbänder, die aus der Physiotherapie stammen und der Kräftigung der Muskulatur dienen. Es gibt viele verschiedene Übungen, die im Sitzen oder im Stehen durchgeführt werden können. Therabänder bekommt man für ein paar

Euro im Sanitätshaus, und eine Übungsanleitung liegt meist mit dabei.

Nach einiger Zeit werden Sie völlig selbstverständlich zu Ihrem Sportgerät greifen und loslegen, sobald die Tagesschau beginnt. Es kann sogar passieren, dass Ihnen die 15 Minuten nicht mehr ausreichen. Sie werden es zwar noch nicht gänzlich zugeben wollen, aber Sie merken, dass es beginnt, Spaß zu machen. Sie spüren, wie die Schwingungen des Trizeps geringer und die Arme immer fester werden. Das perfekte Dinner eignet sich natürlich genauso gut. Dabei können Sie sich richtig Hunger holen. Wenn Sie Ihr Abendessen nach dem Sport essen, schmeckt es sicherlich nochmal so gut.

Haben Sie noch einen Fahrrad-Heimtrainer im Keller oder im Schlafzimmer herumstehen? Holen Sie ihn hoch, befreien Sie ihn von dem Berg Bügelwäsche, der immer darauf liegt, und platzieren Sie ihn vor dem Fernseher. Da steht er besser! Natürlich ist das anstrengend. Sie müssen ja erst einmal (wieder) fit werden! Schwitzen Sie ruhig. So macht Fernsehen Sinn! Ihr Blutzucker geht runter, Ihr Körper wird empfindlicher für Insulin, die Fettzellen schmelzen langsam dahin, die Muskeln wachsen und die Hosen rutschen. Was wollen Sie mehr?

Sie mögen nicht radeln? Dann tanzen Sie. Schnappen Sie Ihren Partner und drehen Sie ein paar Runden durchs Wohnzimmer. Es muss ja niemand sehen. Rollläden runter, eine schöne Musik herausgesucht und los geht´s. Funktioniert sogar im Schlafanzug. Sie müssen sich nicht schick anziehen oder die Tanzschuhe polieren. Es sei denn, Ihr Partner tritt Ihnen zu oft auf die Füße, dann sollten Sie lieber nicht barfuß tanzen.

Auch der Klassiker »eine Runde um den Block« ist eine gute Möglichkeit, sich regelmäßig zu bewegen. Es muss nicht lange sein. Es reicht ein Spaziergang von 20 Minuten in einem Tempo, bei dem Sie sich noch gut unterhalten können, der Puls aber ein wenig erhöht ist. Nein, schlechtes Wetter gibt es nicht! Es gibt nur

Ausreden und falsche Kleidung. Messen Sie ruhig einmal, wie Ihr Blutzucker auf einen Spaziergang reagiert und lassen Sie sich von dem Ergebnis motivieren. Wenn Sie keinen Block haben, um den Sie herumlaufen können, gehen Sie einfach zehn Minuten in eine Richtung, drehen um und gehen wieder zurück. Das Ganze dreimal pro Woche und Sie haben schon sehr viel erreicht.

Wichtig ist, dass Sie Spaß an der Bewegung finden. Wir sind zwar nicht sicher, ob es viele Menschen gibt, die tatsächlich Spaß daran empfinden, Flaschen oder Hanteln zu bewegen. Aber wir sind sicher, dass sie Freude am Ergebnis haben. Mit das Schönste am Sport ist doch das Gefühl danach: Wenn man weiß, was man getan hat. Wenn man mit gutem Gewissen den Rest des Tages genießen kann.

Der innere Schweinehund

Es ist nicht leicht, die Regelmäßigkeit beizubehalten. Zu groß ist der Einfluss unseres inneren Schweinehundes. Er wird immer wieder versuchen, unsere guten Vorsätze zu boykottieren. Er mag keine Veränderungen und ist äußerst kreativ dabei, uns daran zu hindern. Es bringt nichts, sich mit Ihrem inneren Schweinehund anzulegen. Er ist ein viel zu zähes Kerlchen als dass er sich leicht geschlagen geben würde. Bekämpfen Sie ihn nicht, freunden Sie sich lieber an. Sagen Sie ihm klipp und klar, dass er es nicht schaffen wird, Sie vom Sport abzuhalten. Vielleicht müssen Sie die Diskussion jeden Tag aufs Neue führen, weil er sich pünktlich vor jeder Tagesschau meldet. Sie haben den Vorteil, dass Sie bereits vorher wissen, dass der kleine Quälgeist Ihnen gleich wieder in den Ohren liegen wird. Sie wissen, dass er sich melden wird, können fast darauf wetten. Zeigen Sie Überlegenheit und schicken Sie ihn einfach raus oder sperren Sie ihn ins Badezimmer oder nehmen Sie Ohrstöpsel, damit Sie ihn nicht jammern hören.

Sie können Ihrem inneren Schweinehund natürlich auch ein Stück weit entgegenkommen, indem Sie sich vornehmen, nicht jeden Abend, sondern an vier Tagen die Woche vor dem Fernseher sportlich aktiv zu werden. Wichtig: Setzen Sie sich feste Tage. Montag, Mittwoch, Freitag und Sonntag. Feste Termine hält der Mensch besser ein. Beim Vorsatz »viermal die Woche« werden Sie häufig denken »Heute habe ich überhaupt keine Lust, ich mache meine Übungen morgen«. Morgen sieht es dann genauso aus und Ihr Schweinehund wird kräftig dabei helfen, die Übungen einen weiteren Tag zu verschieben.

Legen Sie die Regeln ganz klar fest: Einmal die Woche dürfen Sie schieben. Einmal! Auch wenn Ihr Schweinehund mehr will, mehr kriegt er nicht. Wichtig ist, dass Sie sich nicht übernehmen. Wir setzen uns oftmals zu sehr unter Druck, wollen radikale Veränderungen durchführen. Wenn man lange Zeit sehr wenig Bewegung hatte, wäre es falsch, von jetzt auf gleich jeden Tag einen langen Spaziergang zu planen. Unser Schweinehund will uns manchmal auch nur davor bewahren, dass wir uns zu sehr stressen. Deswegen sollten Sie sich vor allem zu Beginn nicht zu viel vornehmen. Setzen Sie sich kleine Etappenziele, und Sie werden feststellen, dass auch Ihr Schweinehund allmählich weniger aufdringlich wird. Zwar wird er weiterhin versuchen, Sie von Ihrem Vorhaben abzuhalten. Doch solange Sie den Spaß an Ihren sportlichen Betätigungen behalten, wird er schlechte Chancen haben und bald nur noch halbherzig leise winselnd zu vernehmen sein.

> Manchmal muss man sich auch nur selbst ein wenig überlisten. Ich habe mir angewöhnt, meine Sportsachen mit zur Arbeit zu nehmen und von dort direkt zum Sport zu fahren. Bin ich erst einmal zu Hause, möchte ich am liebsten bleiben und nicht noch einmal los. So gibt es für mich überhaupt gar keine Frage, ob ich zum Sport gehe oder nicht. Im wahrsten Sinne des Wortes geht es erst nach getaner Arbeit nach Hause. Da diskutiere ich nicht mal mehr mit meinem Schweinehund.

Das Schwierigste ist auch hier, einfach anzufangen. Ist man erst einmal dabei, macht es ja Spaß. Manchmal hilft eine kleine List: Sagen Sie sich: »Okay, ich habe heute keine Lust auf meinen langen Gang oder meine Übungen, ich mache nur die Hälfte. Dann bin ich schneller fertig und habe es hinter mir.« Was passiert: Sie werden (nicht immer, aber immer öfter) doch Ihren langen Gang machen oder alle Übungen! Welchen Weg Sie finden, um mehr Bewegung in Ihren Tag zu bekommen, wissen wir nicht. Aber wir wissen, dass Sie es nicht bereuen werden, wenn Sie ihn gefunden haben und losgehen. Natürlich sollten Sie sich nur im Rahmen Ihrer Möglichkeiten bewegen. Wenn das Gehen schmerzt, wäre es Unsinn, spazieren zu gehen. Wagen Sie stattdessen einen Versuch mit den Flaschen oder den Therabändern und trainieren Sie Ihren Oberkörper. Wenn Sie unsicher sind, wie weit Sie sich belasten dürfen oder sollen, sprechen Sie mit Ihrem Arzt darüber, er wird Sie beraten und unterstützen.

Vorsicht Hypos!

Haben Sie eine Therapie, bei der das Risiko einer Unterzuckerung (Hypoglykämie) besteht, denken Sie bei Ihren sportlichen Aktivitäten bitte immer daran, Traubenzucker griffbereit zu haben! Sind Sie unsicher, welche Vorsichtsmaßnahmen Sie bei körperlicher Bewegung treffen sollten, besprechen Sie Ihr Vorgehen im Vorfeld mit Ihrem Arzt.

Sie sind nun so weit gerüstet, dass Sie Ihre alten Gewohnheiten noch einmal fest drücken können, um sie danach loszulassen und sich darauf zu freuen, neue zu gewinnen. Gehen Sie los und erleben Sie, dass es wirklich wahr ist: Eine »Lifestyle-Änderung« ist das beste Mittel, um den Typ-2-Diabetes an der Wurzel zu packen! Mit LOGI und regelmäßiger Bewegung werden Sie Ihr Gewicht und Ihre Stoffwechselwerte verbessern und die Zielvorgaben der Deutschen Diabetes-Gesellschaft leichter erreichen. Und solange Sie Ihrem neuen Lebensstil treu bleiben, werden Sie sie wahrscheinlich auch halten.

Michaela S. aus München

Das hätt' ich mich vorher nie getraut

Mit meinem Gewicht kämpfe ich seit mehr als 30 Jahren, und meinen Zucker habe ich auch schon sechs, sieben Jahre. Im März 2009 kam es zu einer akuten Entgleisung meiner Zuckerwerte, und ich wurde in die Klinik eingeliefert. Dort verschrieb mir mein Diabetologe das Medikament Byetta mit der Bemerkung, wenn das nichts bringen würde oder wenn ich es nicht vertragen würde, müsste ich Insulin bekommen. Das saß. Ich wollte auf jeden Fall verhindern, den Rest meines Lebens spritzen zu müssen.

Zum Glück vertrug ich Byetta gut, und es hat mir auch sehr geholfen, weil es den Appetit dämpft und man sehr schnell satt ist. So verlor ich die ersten meiner damaligen 172 Kilogramm, und die Zuckerwerte besserten sich auch. Zu dieser Zeit hat es in meinem Kopf »klick« gemacht. Ich wollte den Diabetes endlich besser in den Griff bekommen. Es muss »klick« machen, ohne das geht es nicht.

Es dauerte bis Juli, bis meine Kur genehmigt wurde. Eine Freundin hatte mir schon von der LOGI-Ernährung vorgeschwärmt, und mein Diabetologe war ebenfalls davon überzeugt und empfahl mir aus diesem Grund die Klinik Überruh. Als ich dort ankam, hatte ich schon auf eigene Faust mit LOGI angefangen und tatsächlich auch schon abgenommen und viel bessere Zuckerwerte als im März. Allerdings habe ich Kohlenhydrate UND Fett reduziert, alles nur in der magersten Stufe gekauft. Ich hatte zwar über LOGI in Büchern gelesen – aber ich hätte mich nie getraut, normalfette Milch oder fetten Käse zu essen!

Meine magere LOGI-Kost funktionierte zwar, aber auf Dauer hätte ich das nicht durchgehalten. Viel zu spartanisch, vor allem für jemanden wie mich, der gerne isst. Als ich dann in Überruh im Speisesaal stand und all die fetten Lebensmittel sah, dachte ich nur: »Wahnsinn! Wie soll man damit abnehmen?« Doch wie ich am eigenen Leib erfahren konnte, klappt es prima.

Ich habe in der Kur viel gelernt. Man muss auch ein Gefühl für diese neue Ernährung kriegen, das Bücherlesen allein war mir zu wenig. Aber am Buffet zu sehen, was geht und was nicht geht, das hat mir echt geholfen. Seit März 2009 sind 35 Kilogramm weg, seit der Kur alle Zucker- und Cholesterinmedikamente abgesetzt. Ich nehme nur noch ein Blutdruckmittel. Alle sechs Wochen bin ich bei meinem Diabetologen zur Kontrolle. Er ist sehr zufrieden mit mir, und ich bin sehr stolz, dass ich das geschafft habe. Vor allem, weil ich sehr gerne süß esse und eine Brotesserin vor dem Herrn war – und ein absoluter Sportmuffel.

Heute brauche ich kein Brot mehr, es fehlt mir nicht. Mein Verlangen nach Süßem stille ich mit Bitterschokolade und gelegentlich zwei Kugeln Milcheis. Seit November gehe ich zwei- bis dreimal pro Woche ins Fitnessstudio, mache ein Zirkel- und Ausdauertraining. Was ich mir vorher nie hätte vorstellen können: Jetzt, wo ich so viel leichter bin und meine Zuckerwerte so viel besser sind, macht auch die Bewegung Spaß.

Die appetithemmende Wirkung von Byetta fehlt mir schon. Aber ich denke, mit LOGI kriege ich auch das noch in den Griff.

LOGI als Medizin

LOGI ist nicht nur ein genussvolles Erlebnis für die Sinne und eine Wohltat für Körper und Seele, sondern schlicht und ergreifend Medizin. Wahrscheinlich eine der leckersten und bekömmlichsten, die es gibt! Auch wenn es anfangs unvorstellbar scheint, wie geschmackvoll einfach es sein kann, eine optimale Stoffwechseleinstellung zu erreichen.

Dass die Gewichtsabnahme bei LOGI als willkommener Nebeneffekt bezeichnet wird, klingt zunächst auch fast paradox. Die Fachgesellschaften finden kein Ende darüber zu klagen, dass die Patienten sich nicht an ihre Ernährungsempfehlungen halten und nicht abnehmen. Sie werden noch lange ungehört klagen, wenn sie nicht langsam einmal darüber nachdenken, ob dies an ihren Ernährungsempfehlungen liegt und nicht an den Diabetikern. Warum empfiehlt man einem Menschen mit einer Störung im Kohlenhydratstoffwechsel vor allem den Nährstoff, mit dem er ein Problem hat? Würde man einem Nussallergiker empfehlen, zu jeder Mahlzeit vor allem Nüsse zu essen?

Auch die Fachgesellschaften werden irgendwann begreifen, dass die Lebensqualität eine ganz entscheidende Rolle spielt, um jeden Tag aufs Neue motiviert für einen vernünftigen Umgang mit einer chronischen Erkrankung zu sein. Essen ist Lebensqualität. Mit LOGI ist es außerdem eine ausgesprochen wirkungsvolle Waffe, die Gesundheitsrisiken bei Typ-2-Diabetes zu senken.

Eine Herzensangelegenheit

Sie kennen die ständigen Predigten der Ärzte, wie wichtig eine gute Stoffwechseleinstellung zur Vermeidung möglicher Folgeerkrankungen des Diabetes ist. Davon haben Sie wahrscheinlich schon mehr als genug gehört. Keine Sorge, wir predigen hier nicht. Wir möchten Ihnen aber ein paar Fakten zur Herz-Kreislauf-Gesundheit mit auf den Weg geben und Ihnen erklären, warum es besonders bei Diabetes so wichtig ist, ein achtsames Auge auf seine Blutgefäße zu haben. Diabetes ist wie Übergewicht, Bluthochdruck, schlechte Blutfette, Bewegungsmangel und Rauchen ein eigenständiger Risikofaktor für Herzinfarkt und Schlaganfall. Ein Herzinfarkt oder ein Schlaganfall wird meistens durch ein verstopftes Blutgefäß verursacht. Ein Blutpfropf (Thrombus) bildet sich vor allem in Arterien, deren Innenauskleidung durch »Verkalkung« und Entzündungen geschädigt ist. Der Arzt spricht dann von Arteriosklerose.

Das Herz pumpt das Blut durch unsere Blutgefäße, um alle Körperzellen mit Nährstoffen und Sauerstoff zu versorgen. Ist der Blutstrom durch eine Verstopfung im Gefäß behindert, werden die Zellen also nicht mehr ausreichend versorgt, kann das weitreichende Folgen haben: Ist der Blutfluss zum Herzen gestoppt, kommt es zum Herzinfarkt. Trifft es die Halsschlagader zum Gehirn, führt dies zum Schlaganfall.

Wie kommt es zur »Verkalkung«?

Stellen Sie sich Ihre Blutgefäße wie einen Gartenschlauch vor. Wenn Sie ihn im Baumarkt kaufen, ist er elastisch, riecht ein wenig nach Gummi und ist innen glatt wie ein Babypopo. So ähnlich ist das auch mit unseren Blutgefäßen. Wenn wir auf die Welt kommen, sind sie elastisch wie Gummibänder und weisen keine inneren Ablagerungen auf. Diesen jungfräulichen Status behalten sie allerdings nicht ewig. So wie der Zahn der Zeit an unserem Äußeren nagt – die ersten grauen Haare und die eine oder andere Falte machen es offensichtlich –, so altern auch unsere Blutgefäße mit uns. Im Gegensatz zu grauen Haaren oder Fältchen sieht man es nur nicht.

Es geht ihnen so ähnlich wie dem neuen Gartenschlauch, der seine Arbeit im Garten zuverlässig verrichtete. Doch ein paar heiße Sommer, in denen viel gegossen werden musste und man ihn nicht jedes Mal wieder aufrollen mochte, hinterließen ihre Spuren. Auf dem Rasen war der Schlauch gnadenlos der Sonne ausgeliefert. Sie brannte auf das Plastik, machte es außen porös, und im Inneren trockneten die Wasserreste und hinterließen Kalkflecken. Mit den Jahren bleibt immer mehr Kalk im Inneren hängen, und irgendwann müssen Sie den Wasserhahn stärker aufdrehen, um mit ausreichend Druck gießen zu können.

Wenn sich in den Blutgefäßen Ablagerungen gebildet haben, muss auch das Herz den »Hahn stärker aufdrehen«: Es muss den Blutdruck erhöhen, um den Körper ausreichend zu »gießen«. Je enger die Gefäße werden, umso mehr muss es pumpen. Das belastet auf Dauer nicht nur das Herz, sondern auch die Gefäße, die noch dazu wie der Gartenschlauch spröde und unelastisch werden können. An dieser Stelle sei ausdrücklich betont, dass ein gut eingestellter Blutdruck genauso wichtig ist, wie der gut eingestellte Blutzucker!

Kommen zu den ersten Kalkablagerungen und dem steigenden Blutdruck noch erhöhte Zuckerwerte dazu, wird die Sache nicht besser. Sie haben es sicher schon tausend Mal von Ihrem Arzt gehört: Werte über »normal« (60 bis 140 mg/dl) machen in den Blutgefäßen Stress. Hohe Blutzuckerspitzen nach den Mahlzeiten setzen den Gefäßen besonders zu. Je höher der Zuckerwert, umso mehr aggressive Stoffe entstehen. Sie greifen die Gefäßwand an, und das stimuliert wiederum die Bildung von entzündungsfördernden Stoffen.

Wo etwas los ist, gesellen sich gerne weitere Passanten dazu. Im Blutgefäß beispielsweise das LDL-Cholesterin, im Volksmund auch das »böse« Cholesterin genannt. Sein schlechter Ruf ist aber gar nicht immer gerechtfertigt. Denn zunächst einmal ist auch das LDL nur ein Transporteur, eine Art Taxi für das Cholesterin. Doch es gibt Unterschiede: Es gibt große, geräumige und komfortable Taxis und kleine, enge, in denen man sich kaum bewegen kann. Während die großen, geräumigen LDL-Cholesterin-Taxis ruhig und gemütlich durch die Adern reisen, sind die kleinen aggressiver und leicht reizbar. Sie gehen gerne auf die Gefäßwand los und provozieren Entzündungen. Am Ende bleiben sie oft liegen und blockieren den Verkehr. Schwimmen zudem noch zu viel Fette (Triglyzeride) im Blut herum, wird es langsam eng in den Gefäßen.

Wer viele Kohlenhydrate und sehr wenig Fett isst, sorgt dafür, dass die LDL-Cholesterin-Taxis schrumpfen. Mit ein wenig mehr Fett und weniger Kohlenhydraten, so wie es bei LOGI empfohlen wird, reisen eher gemütliche, große LDL-Taxis durch die Blutbahn.

Ein wenig besser wird es nur, wenn auch viel »gutes« HDL-Cholesterin unterwegs ist. Das könnte man ein wenig salopp die »Putzkolonne« der Gefäße nennen. Um ein Bild zu haben, können Sie sich vorstellen, wie das HDL mit Staubwedeln bewaffnet und unentwegt die Wände putzend durch die Gefäße rauscht. Es kann Ablagerungen beseitigen, und deswegen ist es vorteilhaft, möglichst viele kleine Putzteufel im Blut zu haben, also einen möglichst hohen HDL-Wert. Leider ist es typisch für Typ-2-Diabetes, dass die Triglyzeride hoch und das HDL niedrig ist.

Viele Ablagerungen und Entzündungen führen zu immer engeren Gefäßen. Trotz steigenden Blutdrucks kann das Blut nicht mehr überall ungehindert fließen. Alle Organe sind auf eine gute Durchblutung angewiesen, um mit Sauerstoff und Nährstoffen versorgt zu werden. Wird der Blutstrom durch ein verstopftes

Gefäß zu sehr gedrosselt oder gar unterbrochen, hat das weitreichende Folgen: Betrifft die »Verstopfung« eine Arterie am Herzen, kommt es zum Herzinfarkt. Trifft es die Halsschlagader oder ein Gefäß im Gehirn, folgt ein Schlaganfall (Hirninfarkt). Ohne ständige Blutzufuhr funktionieren die betroffenen Organregionen nicht mehr richtig. Im Herzen oder im Gehirn ist das besonders tragisch. Deswegen ist es sehr wichtig, vor allem als Typ-2-Diabetiker ein achtsames Auge auf seine Blutgefäße zu haben.

Ein Risikofaktor kommt selten allein

Mit Diabetes steigt das Risiko für Herz-Kreislauf-Erkrankungen dramatisch. Ein Grund dafür ist, dass der Typ-2-Diabetes meist mehrere Risikofaktoren vereint: Übergewicht, Bewegungsmangel, Insulinresistenz, Bluthochdruck und erhöhte Blutfette. Sie treten häufig schon beim Prä-Diabetes (metabolischen Syndrom) auf. Je schlechter die Blutzuckerwerte sind, umso mehr erhöht sich zusätzlich das Risiko für Gefäßkomplikationen. Ganz schön viel Risiko auf einen Schlag. Damit einen derselbe nicht trifft, ist es sinnvoll, etwas dagegen zu tun.

Dem Risikofaktor Übergewicht rücken Sie mit LOGI ja schon kräftig zu Leibe. Zudem sorgt LOGI dafür, dass sich Ihre Insulinresistenz verringert und dass sich Ihre Cholesterin- und Blutfettwerte sowie Ihr Blutdruck verbessern werden. Gehen Sie noch ein paar Schrittchen weiter und machen Sie auch dem Bewegungsmangel den Garaus! Leichter als mit dieser Kombination können Sie übrigens weder Ihre Insulinempfindlichkeit verbessern noch Ihr HDL-Cholesterin erhöhen. Sie müssen nichts überstürzen und binnen Tagen Sport zu Ihrem neuen Hobby erklären. Gehen Sie die Sache langsam aber stetig an. Auch kleine Schritte führen zum Ziel. Geben Sie nicht gleich auf, wenn Sie anfangs zu schnell ins Schnaufen kommen. Gönnen Sie sich ein wenig Zeit, um (wieder) fit zu werden. Ihr Herz und Ihre Gefäße werden es Ihnen danken.

Haben Sie einen Blick auf Ihre letzten Laborwerte gewagt? Hohe Triglyzeride? Beginnen Sie mit LOGI und lassen Sie sich beim nächsten Test überraschen! Wir sind zwar keine Hellseherinnen, können Ihnen in diesem Fall aber voraussagen, dass sich Ihre Triglyzeride deutlich bessern werden. Sie lassen sich durch Kohlenhydratreduktion ganz hervorragend senken. Ihre Harnsäurewerte sind ebenfalls zu hoch? Dann werden Sie auch hier positiv überrascht sein, wenn Sie auf LOGI umstellen – obwohl Sie Fleisch und Fisch essen dürfen. Der gesteigerte Gemüseverzehr senkt die Harnsäure ebenso wie die Gewichtsabnahme. Nicht zu vergessen natürlich das rigorose Abflachen der Blutzuckerspitzen nach den Mahlzeiten und das damit einhergehende Sinken des Insulinspiegels. Hohes Insulin und Insulinresistenz lassen auch die Harnsäure ansteigen. In dem Maß wie Ihr Körper durch LOGI wieder empfindlicher auf Insulin reagiert, nimmt auch die Harnsäure wieder ab.

Gibt es etwas zu beachten?

Das gibt es in der Tat. Falls Sie jetzt versucht sind, sofort und frei von der Leber weg mit LOGI zu starten: Warten Sie noch einen kleinen Augenblick! Bedenken Sie bitte, wie Ihr Diabetes behandelt wird. Sonst könnte es passieren, dass Sie unzufrieden werden, weil Sie von einer Unterzuckerung in die nächste laufen.

Bevor Sie mit LOGI beginnen, sollten Sie möglichst gemeinsam mit Ihrem Diabetologen abklären, wie Ihre Medikation an die veränderten Essgewohnheiten angepasst werden muss. Ihre bisherige Therapie ist vermutlich auf den Verzehr von 45 bis 60 Prozent Kohlenhydrate ausgerichtet. Falls Sie sich nicht sicher sind, erkundigen Sie sich bei Ihrem Arzt, ob Sie eine Therapie bekommen, bei der das Risiko einer Hypoglykämie (Unterzuckerung) besteht. Ist dies nicht der Fall, können Sie gefahrlos mit LOGI beginnen. Die Insulintherapie birgt immer ein Risiko für Unterzuckerungen. Es gibt die verschiedensten Strategien für eine Insulintherapie. Je nachdem, welches Insulin Sie nutzen, muss die Dosis an die reduzierte Kohlenhydratmenge angepasst werden. Bei Normal- und Mischinsulinen sollten Sie an die Zwischenmahlzeiten denken. Die sind auch mit LOGI wunderbar umzusetzen, etwa mit einem Joghurt mit Obst oder einem Stück Obst pur. Aber bedenken Sie bitte Folgendes: Sie spritzen dieses zusätzliche Insulin, weil Ihr Körper es nicht mehr alleine schafft, den durch die Kohlenhydrate verursachten Blutzuckeranstieg abzufangen. Es ist NICHT so, dass Sie Kohlenhydrate essen müssen, weil Sie Insulin spritzen!

Das ist sehr wichtig, deswegen noch einmal fett gedruckt: Sie spritzen Insulin, WEIL Sie Kohlenhydrate essen! Sie müssen NICHT Kohlenhydrate essen, weil Sie Insulin spritzen.

Essen Sie weniger Kohlenhydrate, brauchen Sie auch weniger Insulin. Eventuell kann auch Ihre Insulinstrategie verändert werden. Besprechen Sie mit Ihrem Diabetologen, wie Sie vorgehen sollten.

Kommen wir noch einmal zum Gewicht: Jedes Kilo, jeder Zentimeter weniger am Bauch macht Ihren Körper wieder empfindlicher für Insulin. Daher kann es gut sein, dass Sie ganz vom Insulinspritzen wegkommen. Falls Sie im Kopf haben »einmal Insulin, immer Insulin«, können wir Sie beruhigen: Das muss nicht sein. Wenn Sie nach der LOGI-Pyramide essen, fordern Sie sehr viel weniger Insulin von Ihrem Körper. Damit haben Sie ausgesprochen gute Chancen, dass Ihr körpereigenes Insulin wieder ausreicht und Sie nichts zusätzlich spritzen müssen, vor allem, wenn noch regelmäßige Bewegung dazukommt.

Verfallen Sie aber bitte nicht in Panik wegen des Insulins – richtig angewendet ist es ein Segen!

Jede Medaille hat zwei Seiten, auch jedes Medikament. Einerseits strebt man möglichst niedrige Insulinspiegel an, um die Insulin produzierenden Betazellen der Bauchspeicheldrüse zu schonen.

Andererseits möchte man eine optimale Stoffwechseleinstellung erreichen. Nehmen Sie Präparate, die Ihre Bauchspeicheldrüse dazu veranlassen, mehr Insulin auszuschütten? Die sie regelrecht auspressen, um den Blutzuckeranstieg nach einem kohlenhydrathaltigen Essen abzufangen? Dann sollten Sie es unbedingt wagen, mit Ihrem Arzt über einen Wechsel der Medikation zu sprechen! LOGI schont die Bauchspeicheldrüse, und es gibt unter dieser Voraussetzung sehr viel sinnvollere Medikamente. Sie helfen, die Insulinproduktion der Bauchspeicheldrüse möglichst lange aufrecht zu erhalten und nicht in kurzer Zeit zu erschöpfen, nur um extreme Blutzuckerspitzen nach dem Essen abzufangen. Die können Sie allein mit LOGI verhindern.

Sollte es aber so sein, dass Ihre Blutzuckerwerte nicht im Normalbereich bleiben oder am Morgen nüchtern zu hoch sind, dann sollten Sie die Chance einer Insulingabe nutzen. Der Nüchternwert lässt sich durch die Nahrungsaufnahme nur wenig beeinflussen. Er kommt dadurch zustande, dass es das körpereigene Insulin nicht mehr schafft, die nächtliche Zuckerneubildung in der Leber (Glukoneogenese) ausreichend zu hemmen. Ein paar Einheiten Insulin vor dem Schlafengehen und der folgende Tag läuft sehr viel stabiler und besser. Denn je schlechter der Morgen beginnt, umso schlechter läuft oft der Tag. Das betrifft natürlich nur die Blutzuckerwerte. Wenn Sie morgens mit dem falschen Fuß aufstehen und der ganze Tag ist miserabel, dann können Sie das leider nicht dem Blutzucker in die Schuhe schieben.

Klären Sie jetzt noch ab, ob Sie Ihre Therapie anpassen müssen. Falls ja, gehen Sie es gemeinsam mit Ihrem Diabetesteam an. In den meisten Fällen wird die Medikation reduziert. Einige Patienten schaffen es auch, ganz auf Ihre Zuckertabletten zu verzichten oder werden von der Insulinspritze wieder auf Tabletten eingestellt. Das ist kein Wunder, sondern LOGIsch. Nun bleibt uns nur noch, Ihnen viel Freude an den Ergebnissen Ihrer »Lifestyle-Änderung« zu wünschen!

Dr. med. Peter Heilmeyer

LOGI in der Reha-Klinik

Anfang der 70er-Jahre, zu Beginn meiner Laufbahn als Internist, war ich Doktorand in der Diabetesabteilung der Medizinischen Universitätsklinik Freiburg. Damals wurden die Diätempfehlungen für Typ-2-Diabetes gerade geändert. Bis dahin war die Kohlenhydratzufuhr begrenzt worden. Nun glaubte man, dass Nahrungsfett und Cholesterin die wesentlichen Ursachen der beim Diabetes gefürchteten Arteriosklerose seien und führte eine kohlenhydratreiche Ernährung ein. Außerdem ging man davon aus, dass es mit dem neu entwickelten Humaninsulin problemlos möglich sein wird, hohe Kohlenhydratzufuhren blutzuckertechnisch zu bewältigen.

Schon bald stellte sich jedoch heraus, dass die Patienten immer mehr Insulin benötigten, um die hohen Blutzuckerspitzen zu kompensieren, die unter einer Ernährung mit über 50 Energieprozent Kohlenhydraten auftreten. Auch in den Folgejahren konzentrierte sich die Diabetologie darauf, den Blutzucker mithilfe neu entwickelter Insuline und anderer Medikamente besser einzustellen. Doch das änderte nichts daran, dass viele Patienten enorme Insulindosen (zum Beispiel 100 bis 200 IE) anwenden mussten, um die Kohlenhydratflut zu bewältigen. Die Insulinproduktion eines Gesunden liegt bei etwa 30 bis 40 IE.

Als ich 1994 meine Stelle in der Reha-Klinik Überruh antrat, galt die fettreduzierte, kohlenhydratreiche Kost als Goldstandard. Obwohl es praktisch keine längerfristigen Humanstudien gab, sah man diese Ernährungsform als wissenschaftlich gesichert an.

Da ich aus einer Familie mit metabolischem Syndrom stamme und daher ein erhöhtes Diabetesrisiko habe, kontrollierte ich mein Gewicht und meine Blutwerte regelmäßig. Etwa ab meinem 40. Lebensjahr nahm ich allmählich zu, und parallel dazu verschlechterten sich auch meine Blutfettwerte. Im Jahr 2000 wog ich um die 90 Kilogramm (bei einer Größe von 1,83 Meter), und die meisten Hosen passten nicht mehr. Ich startete einen Diätversuch, begann fettarm und kohlenhydratreich zu essen und steigerte gleichzeitig mein Pensum an körperlicher Bewegung. Obwohl ich drei Wochen lang täglich etwa zwei Stunden Ausdauersport auf der Loipe trieb und mich fettarm ernährte, nahm ich nicht ab.

Der fehlende Erfolg meiner Anstrengung gab mir zu denken. Ich durchforstete die Literatur nach Alternativen zur fettreduzierten Kost. Fündig wurde ich bei Barry Sears, der die sogenannte Zone-Diät entwickelt hatte. Bei dieser Ernährungsform werden die Kohlenhydrate nach einer bestimmten Formel reduziert. In den USA war Sears mit dieser Diät schon bekannt, er wurde aber ebenso wie Atkins offiziell als Außenseiter klassifiziert und nicht anerkannt. Ich glaubte zwar nicht an den Erfolg, machte aber einen Versuch, ließ beim Mittagessen die Stärkebeilagen weg und schränkte meine Brot- und Nudelrationen ein. Schon eine Woche später hatte ich ein Kilo verloren und innerhalb von drei Monaten summierte sich der Gewichtsverlust auf erstaunliche sieben Kilogramm. Parallel dazu kam es zu einer deutlichen Verbesserung des Fettstoffwechsels, mein LDL-Cholesterin sank und das HDL-Cholesterin stieg. Ich fühlte mich auch insgesamt wohler und hatte weder Süß- noch Heißhungerattacken, die mich früher häufig zu Zwischenmahlzeiten gezwungen hatten.

Nach dieser persönlichen Erfahrung erprobten wir die Zone-Diät bei Patienten mit metabolischem Syndrom. Die Ergebnisse waren gut, doch für die Klinik war diese Diät zu kompliziert. Eine kohlenhydratreduzierte Kostform im Klinikalltag umzusetzen gelang uns erst, nachdem ich Nicolai Worm kennenlernte, der mir die LOGI-Ernährung vorstellte. Er hat unsere wissenschaftliche Arbeit und die praktischen Erfahrungen an der Klinik seither mit Rat und Tat begleitet. Zudem konnte ich zwei neue Mitarbeiterinnen gewinnen, die diese Ernährungsform mit großem Engagement umsetzten. Entscheidend war dabei auch die vorurteilsfreie Unterstützung durch die medizinische Abteilung der hiesigen Rentenversicherung, die unsere Forschungsarbeit nicht nur zugelassen, sondern gefördert hat. Mit dieser Unterstützung konnten wir wichtige Begleitstudien durchführen, zum Beispiel zur Fettverbrennung unter kohlenhydratreduzierter Kost und zur Herzmuskelfunktion bei Diabetikern, die nach der LOGI-Methode essen. Die Stoffwechselergebnisse unserer Patienten bestätigten von Anfang an, was ich im Selbstversuch schon festgestellt hatte.

Im September 2004 erschien eine wegweisende Studie zum Thema Kohlenhydratreduktion bei Typ-2-Diabetes. In dieser Veröffentlichung wurde gezeigt, dass Patienten, die vorher eine fettreduzierte Kost gegessen hatten, eine massive Verbesserung ihrer Zucker- und Fettstoffwechselsituation erfuhren, wenn sie ihre Ernährung so umstellten, wie es bei LOGI empfohlen wird. Diese Arbeit schickte ich meinem Doktorvater nach Freiburg, der mir bestätigte, dass es sich hier um einen Durchbruch in der Ernährungstherapie des Typ-2-Diabetes handelt.

Seither ernähren wir unsere Diabetiker nach der LOGI-Methode. Die Erfolge können sich sehen lassen: Bei den meisten, auch wenn sie vorher hohe Insulindosen erhalten hatten, normalisierte sich der Zuckerstoffwechsel weitgehend. Die Medikamentendosis konnte im Durchschnitt aller Patienten um 75 Prozent reduziert werden. Immer wieder kommen Typ-2-Diabetiker zu uns, die über 100 IE Insulin spritzen müssen. Nach der Umstellung auf LOGI-Ernährung erreichen sie ohne jede Medikation auch nach den Mahlzeiten normale Zuckerwerte. Dabei war nicht die Gewichtsreduktion entscheidend, denn die Effekte treten bereits nach wenigen Tagen ein. Die meisten Patienten sind von dieser Ernährung begeistert, da sie nicht hungern müssen und trotzdem in kurzer Zeit spürbare positive Veränderungen feststellen können.

Wenn ich unsere Ergebnisse auf Kongressen vorstelle, gibt es interessanterweise kaum Widerspruch oder kontroverse Diskussionen. Trotzdem hat die Deutsche Diabetes-Gesellschaft ihre Ernährungsempfehlungen mit hoher Kohlenhydratzufuhr bis heute nicht revidiert. Vielleicht hängt es damit zusammen, dass die Diätetik als wichtige therapeutische Option lange Jahre kaum eine Rolle in der medizinischen Forschung und Lehre gespielt hat. Erst in jüngster Zeit beginnt sich dies zu ändern. Inzwischen sind zahlreiche internationale Studien erschienen, die unsere Ergebnisse bestätigten.

Dr. med. Peter Heilmeyer ist Internist und Leitender Arzt der Reha-Klinik Überruh in Isny im Allgäu

Praktisches

»Was soll ich essen? Ohne Kohlenhydrate fällt mir nichts ein.« Ist Ihnen dieser Gedanke bereits durch den Kopf gegangen? Trösten Sie sich, das ist keineswegs ein Mangel an Fantasie. LOGI erfordert ein Umdenken beim Zusammenstellen der Mahlzeiten. Und da wir alle unsere Standardgerichte haben, die in schöner Regelmäßigkeit auf dem Teller landen, erscheint es einem sehr ungewöhnlich, wenn Nudeln, Kartoffeln, Brot oder Reis plötzlich fehlen. Wagen Sie sich, Neuland zu betreten! Probieren Sie neue Gemüsesorten und Gerichte aus. Falls es Ihnen nicht schmeckt, brauchen Sie es ja nie wieder zu kochen.

Viele Patienten haben mir ans Herz gelegt, ein LOGI-Kochbuch zu schreiben, damit sie immer wieder nachschlagen können, falls ihnen die Ideen ausgehen. Aber erstens gibt es schon tolle LOGI-Kochbücher. Und zweitens koche ich immer aus dem Bauch heraus und weiß hinterher meistens nicht mehr, von was ich wie viel hineingetan habe. Das hat den Vorteil, dass es bei mir immer anders schmeckt. Und den Nachteil, dass ich ein Gericht nicht wiederholen kann, wenn es besonders gut gelungen ist. Dennoch werden wir versuchen, Ihnen den Einstieg in die LOGI-Küche zu erleichtern und Ihnen ein paar Ideen mit auf den Weg zu geben. Sie werden vielleicht bald selber Spaß daran finden, schmackhafte, gesunde Mahlzeiten zu »erfinden«, die Ihren Blutzucker aufs Äußerste erfreuen und Ihnen ein hungerfreies, genussvolles Abnehmen bescheren.

Das Frühstück …

… stellt häufig das größte Problem bei der Ernährungsumstellung dar. Haben Sie das Gefühl, ohne Brot nicht frühstücken zu können? Dann haben Sie zwei Möglichkeiten: Entweder Sie versuchen es einfach mal und schauen, ob es wider Erwarten doch geht und Sie zufrieden macht. Oder Sie frühstücken Ihr Brot! Wenn Sie nicht ohne Brot frühstücken können, dann sollten Sie eine Scheibe Brot oder ein Brötchen mit gutem Gewissen zum Frühstück essen. Was meinen Sie, wie lange Sie eine Ernährungsumstellung durchhalten, die Sie bereits beim Frühstück unzufrieden macht? LOGI ist eine sanfte Reduktion der Kohlenhydrate, und wenn morgens Kohlenhydrate für Ihr persönliches Wohlbefinden dazugehören, dann sollten Sie sich das auch nicht verbieten, sondern an anderer Stelle – wo es einfacher ist – einsparen.

Falls Sie Weißmehlprodukte bevorzugen: Ein Vollkornbrot wäre hier die bessere Alternative. Knäckebrot oder Zwieback sind kein guter Ersatz. Diese Kohlenhydrate gelangen so schnell ins Blut, dass sie geeignet sind, eine Unterzuckerung zu behandeln.

Versuchen Sie, es möglichst bei einer Scheibe Brot oder bei einem Brötchen zu belassen. Damit hätten Sie zwei BE gegessen, und falls Sie danach nicht satt sind, nehmen Sie bitte NICHT noch eine Scheibe Brot, sondern ein Frühstücksei oder ein wenig Quark mit Obst und Süßstoff oder wie es in Hotels zum Frühstück gerne gereicht wird, ein paar Tomaten-, Gurken- oder Paprikastücke. Wenn Sie mehr als ein Brot oder Brötchen essen, halten Sie bitte wieder ein wachsames Auge auf das Fett! Kohlenhydrate kombiniert mit Fett sind eine hochexplosive Kombination für das Gewicht. Ein zweites Brot sollte daher mit fettarmer Wurst oder Kochschinken belegt sein, anstatt mit hochprozentigem Käse oder fettreicher Streichwurst. Entscheidend ist jedoch auch hier die Menge und Ihr Gewicht. Solange Sie abnehmen, gibt es keinen Grund, etwas zu ändern. Sollte die Gewichtsabnahme stagnieren, finden Sie bei Wurst und Käse Ansatzpunkte zum Kaloriensparen.

Widmen wir uns also dem Frühstück. Da sich über Geschmack nicht streiten lässt, wollen wir Ihnen keine Vorgaben machen, sondern Sie zu einem Spaziergang entlang des Frühstückbuffets in einem Hotel einladen. Natürlich sieht ein Frühstück zu Hause meist anders aus als im Hotel. Das macht aber nichts, denn wir möchten Ihnen nur ein paar Frühstücksideen liefern für den Fall, dass Sie vor der Frage stehen: Was soll ich ohne Brot frühstücken? Schauen wir mal, was sich da alles bietet.

Erst einmal brauchen Sie einen großen Teller, die stehen gleich vorne, am Anfang des Buffets. Damit schlendern Sie zur warmen Theke, wo ein freundlich lächelnder Koch fragt, ob Sie ein Omelett zum Frühstück möchten, ganz nach Ihren Wünschen zusammengestellt? Omelett zum Frühstück ist nichts für Sie? Lieber Rührei? Kein Problem – Sie müssten dem Koch nur noch sagen, ob Sie die einfache Variante bevorzugen oder jene mit etwas mehr Pep (**S. 149**).

Da wären aber auch noch die Rechauds mit englischem Frühstück. Ist Ihnen heute früh nach kleinen Würstchen mit weißen Bohnen in Tomatensauce und gebratenem Bacon, garniert mit gegrillten Tomaten und Champignons? Sie beschließen, erst noch einen Blick auf die anderen Speisen zu werfen, bevor Sie sich entscheiden. Eine Eierspeise können Sie immer noch wählen, wenn Ihnen nichts anderes zusagt. Kaum haben Sie dem warmen Frühstück den Rücken gekehrt, sehen Sie die Platten mit Aufschnitt: gekochter Schinken, roher Schinken, Lachsschinken, Nussschinken, hauchdünn geschnittene Wildschweinsalami, Bergsalami, Eselsalami, Bierwurst, Mortadella und eine große Auswahl an Bratenaufschnitt. Neben dem Burgunderbraten und den Scheiben vom Schinken- und Schulterbraten mit feiner Kräuterkruste spricht Sie vor allem das Roastbeef an. Es sieht einfach zu gut aus – mit einem kleinen Klecks Remoulade versehen legen Sie es auf Ihren Teller.

Als nächstes entwenden Sie ein paar Weintrauben und halbe Feigen von der herrlich dekorierten Käseplatte. Der Höhlenkäse neben dem alten Gouda sieht lecker aus, aber der Nusskäse auch. Oder doch lieber ein Stückchen vom Parmesan abbrechen und den Rest vom cremigen Camembert stibitzen? Ob ein paar der dazwischen gestreuten Nüsse mitgenommen werden, ist gar keine Frage. Zu den gewählten Käsesorten und zum Nussschinken würde wunderbar noch etwas Obst. Zur Auswahl stehen heute Äpfel, Birnen, Erdbeeren, Wassermelone, Honigmelone, Pfirsiche, Kiwis und Orangen.

Dazu noch ein Milchprodukt? Die Auswahl an Quark und Naturjoghurt ist groß, sodass der gezuckerte Fruchtjoghurt keine Chance gegen eine selbst gemischte Quark-Joghurt-Speise (S. 154) hat. Aus der Müsliecke schnell noch ein paar Kerne, Nüsse und Mandelblättchen mitgenommen und noch ein wenig frisches Obst für den Quark geholt. Sie bringen Ihren Teller und das Quarkschälchen erst zum Tisch, bevor Sie die Fischplatten unter die Lupe nehmen. Den Lachs erkennen Sie schon von Weitem. Der passt zum Rührei. Das neben den Krabben sieht aus wie geräucherte Makrelenfilets. Es könnten aber auch Forellenfilets sein. Beides schmeckt hervorragend mit einem Tupfer Meerrettich-Sahne- oder Senf-Honig-Creme, die daneben stehen. Hier finden sich auch die Platten mit mundgerechten Gemüsestücken: Tomate, Gurke, Möhren, Kohlrabi, Fenchel und Paprika – das ist prima, da müssen Sie nicht die Aufschnittplatten von ihrer Garnitur befreien.

Zurück am Tisch wartet bereits eine dampfende Tasse frisch gebrühten Kaffees auf Sie. Zufrieden stellen Sie fest, dass es doch genügend interessante Alternativen zum Frühstücksbrot gibt. Sie arrangieren Ihre Teller und Schälchen: Das Omelett oder die Quarkspeise und die Gemüsestücke dienen als Grundlage für eine gute und lange Sättigung. Der Fisch, der Käse und die Obststücke runden das Frühstück ab. Es wäre nicht clever, sich den Magen mit Schinken, Salami, Käse und Lachs zu füllen und obenauf ein wenig Gemüse zur Tarnung zu knabbern.

Nachdem das Frühstück gerettet ist, stellt sich die Frage: Was gibt's zum Mittag und zum Abend? Selbstverständlich spielt es keine Rolle, ob Sie mittags oder abends warm essen. Ist Ihre warme Mahlzeit am Abend und nicht mittags, verschieben Sie gedanklich die Bezeichnungen der folgenden Mahlzeiten einfach passend zu Ihrem Lebensrhythmus.

Das (warme) Mittagessen auf LOGI umzustellen, gelingt meist problemlos. Bei der abendlichen (kalten) Mahlzeit sind viele Menschen an ein klassisches Abendbrot gewöhnt. Prinzipiell stellt das auch bei LOGI kein Problem dar. Wer gerne Brotzeit hält, muss mit dieser Tradition nicht brechen. Es genügt, ein wenig umzugestalten. Je nachdem, wie viel Brot bisher gegessen wurde, kann man auf die 50-Prozent-Regel zurückgreifen, also nur die Hälfte der gewohnten Brotscheiben nehmen. Oder Sie entscheiden sich für ein kohlenhydratreduziertes Brot, das Sie einfach selber backen (S. 151). Bei mehr als einer Scheibe Brot sollten Sie wieder daran denken, dass Kohlenhydrate in Kombination mit Fett ein Gräuel fürs Abnehmen sind. Deswegen sollte der Belag wieder fettarm sein, sobald Sie mehr als eine Scheibe Brot essen wollen. LOGIscher ist es, nur eine Scheibe zu nehmen und mit Lebensmitteln von den beiden unteren Stufen der LOGI-Pyramide für cleveres Sättigen zu sorgen: Unbedingt dazu gehören Salat oder Gemüse und ein Eiweißträger. Etwas Rohkost aus Gurken, Paprika, Radieschen, Kohlrabi oder Karotten ist schnell hergerichtet. Tomaten sind ruck, zuck aufgeschnitten, mit Salz und Pfeffer gewürzt und mit ein wenig Olivenöl beträufelt. Sie schmecken mit oder ohne Zwiebeln hervorragend zu einem belegten Brot. Oder anstelle des Brotes mit verschiedenen Käsesorten oder mit einer Radieschencreme (S. 155).

Fehlt noch das Eiweiß von der zweiten Pyramidenstufe: Ein geräuchertes Fischfilet ist ebenfalls schnell von seiner Verpackung befreit, ein frisches Lachsfilet mit Kräuterkruste (S. 171) im Handumdrehen zubereitet. Ein paar Antipasti in Form von getrockneten Tomaten, gefüllten Oliven und Peperoni, Sardellen und Schafs- oder Ziegenkäse kombinieren nicht nur Gemüse mit Eiweiß, sie verleihen der kalten Küche zudem einen Hauch von Mittelmeerflair. Im Sommer zählt der Grillklassiker Steak mit Salat zu den Favoriten beim Abendessen. Viele weitere Ideen für LOGIsche Abend-, Mittags- und Zwischenmahlzeiten bekommen Sie, wenn Sie uns zum Einkaufen auf den Markt begleiten. Märkte haben einen ganz eigenen Charme. Stellen wir uns einen jahreszeitenunabhängigen Markt vor und schauen wir, was er uns an Möglichkeiten bietet …

Auf dem Markt

Unser Rundgang beginnt an einem der zahllosen Gemüsestände. Schnell sind neben einem Bund Karotten und Radieschen eine Salatgurke, ein Eisbergsalat, einige Paprikaschoten und ein paar Tomaten erworben. Einem bunten Salat steht schon mal nichts mehr im Weg. Und weiter geht´s …

- Die Zucchini sehen verlockend aus. Hackfleisch liegt noch in der Tiefkühltruhe und Eier stehen sowieso auf dem Einkaufszettel. Da könnte es am Abend eine Zucchini-Pfanne (**S. 159**) geben.
- Falls das Auge mal wieder größer war als der Hunger, sodass zu viele Zucchini den Weg in den Einkaufskorb angetreten haben: halb so schlimm. Aus Zucchini lassen sich hervorragende Gemüsepuffer (**S. 158**) zubereiten. Die schmecken kalt wie warm und lassen sich sogar einfrieren.
- Auch der Porree sieht gut aus, und außerdem ist er im Angebot. Da wird nicht lange überlegt und vier Stangen für Porree-Schinken-Käseröllchen (**S. 161**) eingepackt. Oder Sie zaubern mit dem Hackfleisch aus der Tiefkühltruhe eine Hack-Lauch-Pfanne (**S. 162**).

- Die Strauchtomaten riechen förmlich nach Sonne. Sie scheinen nur darauf zu warten, mit Mozzarella, Olivenöl und Basilikum in eine leckere Vorspeise verwandelt zu werden.

Auch wenn man kein ausgesprochener Obstfan ist: So ansprechend dekoriert wie auf dem Markt sind die Früchte einfach zu verlockend, um sie zu ignorieren ...

- Die Erdbeeren sehen aus, als seien sie zuckersüß. Wie schön, dass Probieren auf Märkten zum »guten Ton« gehört – sie sehen nicht nur zuckersüß aus, sie sind es auch. Aus ihnen könnte man einen Erdbeerquark machen oder einen Erdbeer-(Butter-)Milchshake oder man friert sie ein und zaubert am nächsten Tag einen angefrorenen Beerentraum **(S. 154)** daraus.

- Gleich neben den Beeren liegen zehn Apfelsorten zur Auswahl. Schnell ist die Entscheidung für ein paar knackig-süße zum Aus-der-Hand-essen und ein paar säuerlich-mehlige für einen Mandel-Zimt-Apfelschnitze-Nachtisch **(S. 180)** gefällt.

- Die Honigmelone fürs Frühstück ist gerade im Einkaufskorb verschwunden, als das Auge eine gelb-grüne Papaya streift. Papayas sind weniger bekannt, dafür aber besonders toll, weil eine übliche Portion kohlenhydratmäßig nicht ins Gewicht fällt. Vor allem bei warmen Temperaturen stillt eine Papayacreme **(S. 156)** hervorragend den kleinen Hunger zwischendurch.

- Gleich neben den Papayas liegen schöne Rhabarberstangen. Rhabarber hat noch weniger Einfluss auf den Blutzucker als die Papaya – nämlich gar keinen. Auch wenn er sich im Handumdrehen zu leckerem Kompott **(S. 181)** verarbeiten lässt und häufig für Kuchen oder Süßspeisen verwendet wird: Er ist ein Gemüse und kein Obst.

Im nächsten Gang befindet sich die Herbst-Winter-Kollektion. Im Herbst und Winter kommt es uns häufig so vor, als sei Gemüse sehr teuer. Das stimmt, wenn man in den dunklen Monaten Gemüse kauft, deren Hauptsaison im Sommer und Frühling liegt. Wesentlich günstiger kauft man ein, wenn man Gemüsearten aussucht, die ihre geschmacklichen und saisonalen Höhepunkte in den sonnenärmeren Monaten haben.

Beim Gedanken an Wintergemüse fällt mir als erstes Knollensellerie ein. Ich kannte ihn aus Kindertagen nur als Beilage in Mutters Suppen. Ein Stück der Knolle wurde »nur für den Geschmack« mitgekocht und vor dem Essen wieder herausgefischt. Neugierig wie ich war, konnte ich der Versuchung nicht widerstehen und biss hinein. Seitdem hatte ich keinerlei Interesse, weitere Bekanntschaft mit diesem Wurzelgemüse zu machen. Bis ich immer wieder zu hören bekam, Selleriepüree (S. 157) würde sehr gut schmecken. Zögernd und nicht besonders optimistisch wagte ich einen Versuch, kaufte eine Knolle und überprüfte, was an den euphorischen Beschreibungen dran sei. Es stimmt! Selleriepüree ist wirklich ausgesprochen lecker.

Selleriepüree ist eine gute Alternative zu Kartoffelpüree, wenn sich das Gefühl einschleicht, auf dem Teller neben dem Gemüse und dem Stück Fleisch oder Fisch fehle noch etwas. Ich mag es solo, mit anderem Gemüse kombiniert, mit oder ohne Fleisch. Es schmeckt auch pur mit einer Sauce. Es steht einem Kartoffelpüree in nichts nach, hat aber wesentlich weniger – nämlich keine – blutzuckerwirksamen Kohlenhydrate. Nach dieser erfreulichen Revidierung meiner Meinung über Sellerie und auf den Geschmack für Gemüsepüree gekommen, habe ich weitere Gemüsesorten ausprobiert. Blumenkohlpüree (S. 157) fand ich auch sehr lecker. Es gibt sicherlich noch zahlreiche andere Möglichkeiten. Versuchen Sie es einfach und probieren Sie aus, was Sie sich gut vorstellen können. Sollte es einmal nicht schmecken, war es einen Versuch wert. Mit allem, was Ihnen schmeckt, bereichern Sie künftig Ihren Speiseplan.

Wo wir gerade beim Kohl sind – der Markt ist voll davon.

- Kohl ist ein klassisches Wintergemüse. Weißkohl etwa ist kostengünstig und vielfältig zu verarbeiten. Eine schnelle und einfache Variante ist Quetschkohlsalat **(S. 168)**. Bedarf nur einer anständigen Reibe und kann auf Vorrat für mehrere Tage zubereitet werden.
- Ein Rotkohl muss nicht immer mit Apfel und Schmalz gekocht als Beilage zum Braten daherkommen. Besonders fein schmeckt er als Rotkohl-Walnuss-Salat **(S. 168)**. Der Verkäufer am Marktstand schaut schon erwartungsvoll in unsere Richtung. Er weiß ganz genau, dass wir nicht ohne Kohl nach Hause gehen.
- So ein Kohlkopf hat sein Gewicht, da werden beim Tragen schon mal die Arme lang. Vielleicht sollten wir doch lieber Rosenkohl mitnehmen, der ist angenehmer zu transportieren. Der wird diesmal nicht mit Rahmsauce angerichtet, sondern in der Pfanne gebraten **(S. 169)**.

Das marktgeübte Auge hat zwei Stände weiter bereits die Kürbisse entdeckt. Viele kennen Kürbis nur als süß-sauer eingelegte Würfelchen oder ausgehöhlt und geschnitzt als Vorgartenzierde zu Halloween. Dabei lässt sich Kürbis auf vielfältige Art zubereiten und bringt willkommene Abwechslung auf den Tisch. Neben den Gaumenfreuden hat so ein Kürbis eine weitere angenehme Eigenschaft: Man muss richtig was tun, um ihn auf den Teller zu bekommen. Einen Kürbis zu zerstückeln ist nicht ganz ohne. Das erfordert Muskelkraft …

- Weil Kürbisse sich gut halten, wandern gleich zwei davon in den Einkaufskorb. Hokkaido-Kürbisse haben den Vorteil, dass man sie nicht schälen muss. Dennoch bleibt genug Arbeit, bis Sie zerkleinert sind. Es fühlt sich ein wenig befremdlich an, wenn man das erste Mal einen rot-orange leuchtenden Hokkaido-Kürbis vor sich auf der

Arbeitsfläche liegen hat und nicht so recht weiß, was man mit dieser Kugel anfangen soll. Nur Mut! Kaputt machen kann man nichts. Sie sollten aber auf jeden Fall das schärfste Messer aus Ihrem Sortiment wählen, um dem Kürbis zu Leibe zu rücken, um ihn dann wie Bratkartoffeln zu braten oder wie Pommes zu backen (S. 167).

Die Taschen sind bereits gut gefüllt. Im Vorbeigehen werden noch beim Fleischer und beim Käsemann ein paar Lieblingsstücke eingekauft. Die Basis für die LOGI-Ernährung – die beiden untersten Pyramidenstufen – ist für die nächsten Tage bereits mehr als gesichert. Mehr können wir heute beim besten Willen nicht nach Hause tragen. Der Fischwagen hatte diesmal das Nachsehen. Aber das macht nichts, denn Markt ist jede Woche und der Supermarkt hat fast immer geöffnet. Sollten Sie nächste Woche erneut vor der Frage stehen »Was soll ich kochen?«, machen Sie sich einfach wieder auf den Weg und lassen sich erneut inspirieren.

Für den Fall, dass Sie zu viel Gemüse eingekauft haben, zaubern Sie einen Auflauf (S. 170) daraus, der sich prima einfrieren lässt. Der Tag wird kommen, an dem Sie weder Zeit noch Lust haben, etwas zu kochen – und dann ziehen Sie einfach Ihren Auflauf aus der Truhe. Ein buntes Gemüsereste-Sammelsurium (zum Beispiel aus Tomaten, Paprika, Zucchini, Möhren, Auberginen, Champignons) lässt sich in Windeseile zu Ofengemüse (S. 165) verwandeln. Ist noch ein Hähnchen in der Tiefkühltruhe, wird daraus schnell ein leckeres Ofenhähnchen auf Gemüsebett (S. 166). Für »Reste-Pfannen« eignen sich viele Gemüsesorten: Einfach kurz in der Pfanne oder im Wok anbraten, mit passierten Tomaten verlängern und mit Käse überbacken.

Kochen muss also bei LOGI kein abendfüllendes Programm sein. Sicher kann Kochen unheimlich viel Spaß machen, vor allem, wenn man die Muße dazu hat. Oft fehlen jedoch Zeit und Lust, sich im Alltag nach getaner Arbeit noch stundenlang an den

Herd zu stellen. Das muss auch nicht sein – genauso wenig wie der rasche Griff zum Fertiggericht. Mit der beschriebenen Grundausstattung (S. 90 ff.) in Küche und Vorratsschrank lassen sich ohne viel Aufwand alle Mahlzeiten des Tages schnell, schmackhaft, blutzucker- und figurfreundlich gestalten.

Vielleicht haben Sie ja schon Lust bekommen, Neues auszuprobieren und sich weniger Gedanken darüber zu machen, was Sie ohne Kohlenhydrate essen sollen. Bestimmt überlegen Sie schon, mit welchem Gemüse Sie anfangen, kreativ zu werden. Viel Spaß dabei!

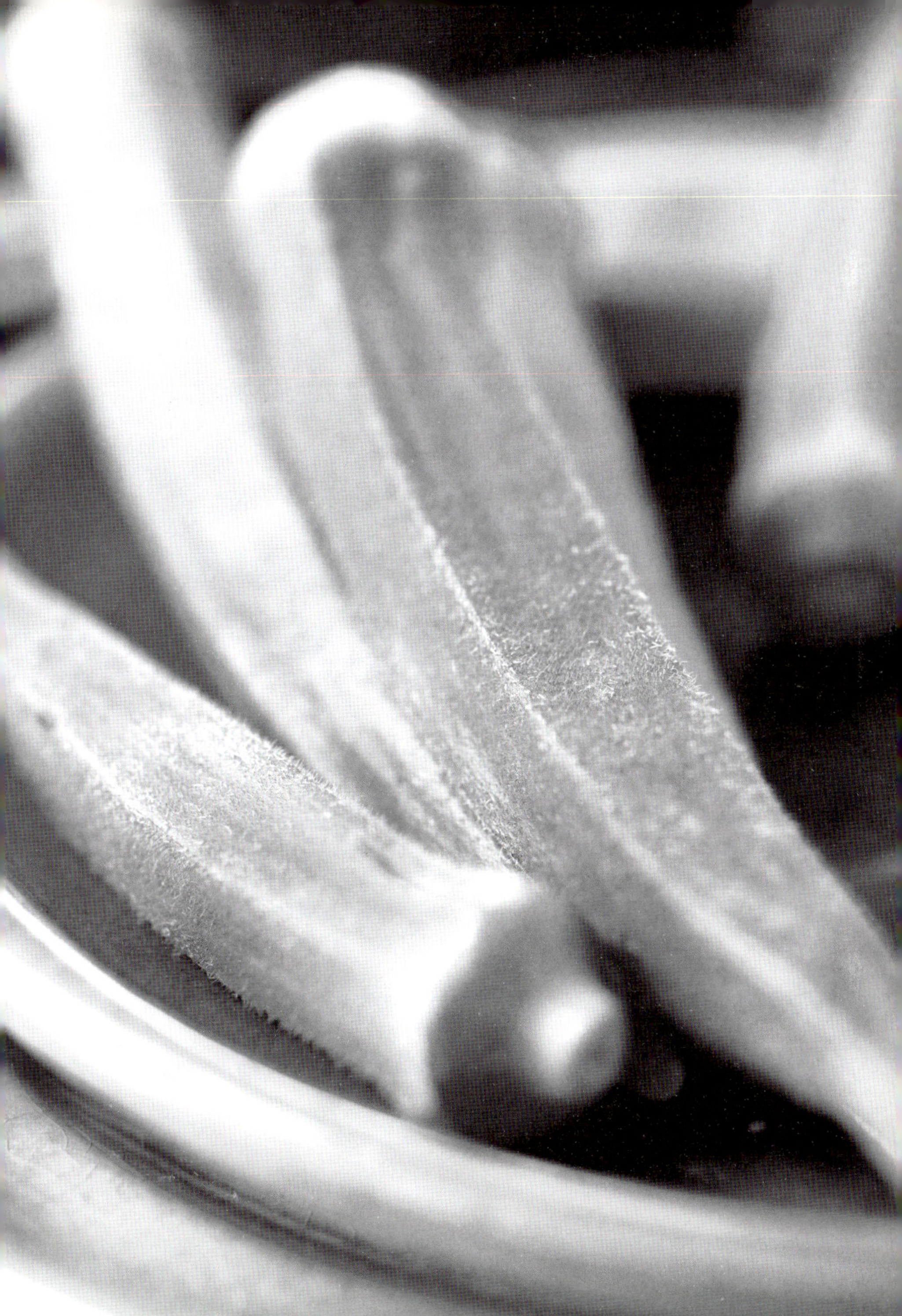

Rezepte

Im Grunde braucht man bei LOGI keine Extrarezepte. Die im Text erwähnten Gerichte möchten wir Ihnen aber nicht vorenthalten. Sie sind als Anregungen gedacht und sollen Ihnen den Einstieg in LOGI erleichtern. Und falls Ihnen einmal die Ideen ausgehen sollten, lassen Sie sich von der mediterranen Küche inspirieren. Viele mediterrane Gerichte passen sehr gut zu den Empfehlungen der LOGI-Pyramide oder lassen sich leicht an diese anpassen: Einfach die stärkehaltigen Beilagen reduzieren oder weglassen.

Guten Appetit und viel Spaß beim Ausprobieren!

Frühstücksideen – nicht nur für die erste Mahlzeit des Tages

Omelett – Grundrezept

- ✓ ***2–3 Eier***
- ✓ ***Salz, Pfeffer***
- ✓ ***Milch (optional)***
- ✓ ***Butter***

Eier aufschlagen, salzen, pfeffern und mit einer Gabel schaumig schlagen. Nach Belieben einen Schuss Milch dazugeben. Butter in einer Pfanne auslassen, die Eimasse hineingeben und bei kleiner Flamme stocken lassen. Das Omelett wenden, und die andere Seite goldbraun backen. Nicht zu lange in der Pfanne lassen, sonst wird es trocken.

So »nackt« zählt ein Omelett nicht unbedingt zu den geschmacklichen Highlights, aber Ihrer Kreativität steht ja nichts im Wege – außer vielleicht ein leerer Kühlschrank. Komplettieren Sie Ihr Omelett doch einmal mit Champignons, Tomaten, Krabben, Paprika, Schinken, Spinat, verschiedenen Käsesorten (Feta, Ziege, Gorgonzola, Mozzarella, Gouda …), abgeschmeckt mit Kräutern, Tabasco und verschiedenen Gewürzen.

Oder Sie probieren es einmal süß mit Apfel- oder Birnenschnitzen. Eine mit Mascarpone oder Schmand verfeinerte Quarkspeise lässt sich zusammen mit Apfelschnitzen und Zimt ebenfalls prima auf einem warmen Omelett verteilen. Auch Tiefkühlbeeren passen gut zum Quarkomelett.

Rührei zum Frühstück ist auch eine feine Sache, scheitert bei vielen aber daran, dass sie sich morgens zu wenig Zeit zum Frühstücken gönnen. Hat man nichts dagegen, ein paar Minuten früher aufzustehen, geht Rührei auch unter der Woche, wenn die

Arbeit ruft. Schläft man lieber bis zur letzten Minute, ist es eine schöne Option für das Wochenendfrühstück. Vorausgesetzt, Sie überwinden die jahrelang geschürte Panik vor dem Cholesterin der Eier. Nur Mut! Sie müssen keine Angst vor Eiern haben. Haben Sie schon einmal Rührei mit Tomaten probiert?

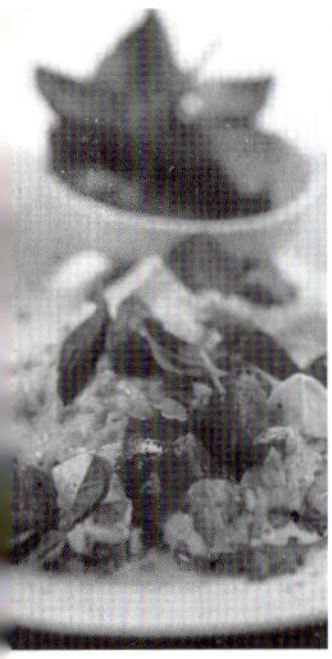

Tomatenrührei

- ***2–3 kleine Tomaten***
- ***2–3 Eier***
- ***1 Schuss Milch***
- ***1 Mozzarella oder ½ Feta***
- ***Öl für die Pfanne (Olive oder Raps)***
- ***Salz, Pfeffer, evtl. Tabasco, Kräuter (zum Beispiel Thymian oder Basilikum)***
- ***nach Geschmack roter Aceto balsamico (Essig)***

Die Tomaten klein schneiden, Eier, Milch, Salz, Pfeffer und nach Geschmack Tabasco mit der Gabel verquirlen. Das Öl in der Pfanne heiß werden lassen, die Eier hineingeben und stocken lassen. Den klein geschnittenen Käse zugeben und zerlaufen lassen. Sieht es aus wie Rührei, nehmen Sie die Pfanne vom Herd. Wer mag, rührt einen guten Schuss roten Balsamico-Essig unter und bestreut sein Rührei mit Kräutern. Frisches (oder tiefgekühltes) Basilikum passt natürlich besonders gut zu Tomaten, es schmeckt jedoch auch mit Thymian oder Schnittlauch gut.

Wenn es mal ganz schnell gehen muss, schmeckt es auch mit Tomaten aus der Dose. Die gibt es klein gehackt und bereits mit Kräutern versehen fertig zu kaufen. Damit nicht zu viel Flüssigkeit in die Pfanne gelangt, können Sie die Dosentomaten ein wenig abtropfen lassen.

»Echtes« Brot wollen Sie nicht und Quark zum Frühstück schmeckt Ihnen nicht? Dann können Sie kohlenhydratreduziertes Brot essen. Gemeint sind keine Glyx-Brote, die mittlerweile häufig beim Bäcker angeboten werden, sondern ein selbstgebackenes, bei dem Sie wissen, was drin ist.

Mehlfreies Brot – Grundrezept

- ***5 Eier***
- ***500 g Quark (20 %)***
- ***1 Päckchen Backpulver***
- ***Salz***
- ***250 g Haferkleie***
- ***50 g Weizenkleie***
- ***5 EL Leinsamen***

Alle Zutaten gut miteinander vermischen und in eine gefettete Kastenform füllen. Bei 200 °C ca. 50 Minuten backen, bis es goldbraun ist.

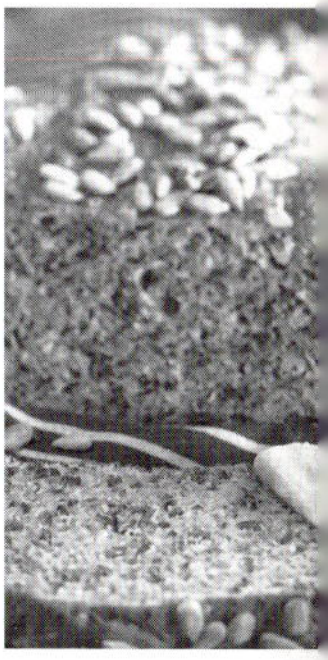

Dieses Brot wird nicht so hoch wie ein Hefebrot, aber es bekommt eine lockere Konsistenz, hat nur die Hälfte der Broteinheiten von »normalem« Brot, hält sich ein paar Tage im Kühlschrank und lässt sich gut toasten. Auch lässt es sich geschmacklich sehr gut variieren. Probieren Sie zusätzliche Kerne wie Sonnenblumenkerne, Kürbiskerne, Pinienkerne, gehackte Walnüsse, Sesam, Mohn, Brotgewürz, Curry, Kümmel, Speck, Zwiebeln …

Milchprodukte

Nicht jeder mag herzhaft frühstücken. Diejenigen, die morgens eher einen süßen Zahn haben, werden sich beim Gedanken an Rührei vielleicht schütteln. Für sie bietet sich Obst zum Frühstück an. Obstsalat wäre allerdings nicht günstig, da man damit meist eine zu große Obstportion verspeist. Für den kleinen Hunger ist Melone mit Schinken eine gute Möglichkeit. Für den größeren Hunger bietet es sich an, zum Obst ein Milchprodukt zu wählen. Sie können ein Glas Buttermilch dazu trinken oder Sie mixen sich aus beidem einen Shake.

Joghurt als Klassiker ist natürlich auch eine Variante: Einfach ein Stück Obst in den Joghurt schneiden, mit Süßstoff abschmecken und je nach Gusto mit ein paar Krümeln Backkakao oder Schokoladenraspel (mit 70 Prozent Kakao) bestreuen.

***Besser Quark als Joghurt.** Für den Blutzucker günstiger als Joghurt ist Quark. Im Kohlenhydratgehalt unterscheidet sich Quark zwar nur unwesentlich von Naturjoghurt, aber in der täglichen Praxis zeigt sich, dass der Quark bei der Blutzuckerwirksamkeit ein wenig die Nase vorn hat, vermutlich wegen seines höheren Eiweißanteils.*

Bei den Quarkspeisen sind der Fantasie keine Grenzen gesetzt. Lassen Sie Ihren Geschmack entscheiden, ob Sie lieber Magerquark, 20-prozentigen oder 40-prozentigen Sahnequark nehmen. Sie können ihn pur genießen oder Sie nehmen einen Teil Quark und einen Teil körnigen Frischkäse (Hüttenkäse) oder Naturjoghurt oder Dickmilch. Testen Sie, was Ihnen am besten schmeckt und was Sie lange sättigt. Bei der Wahl des Obstes können Sie sich an der Saison orientieren. Im Winter frische Erdbeerquarkspeise machen zu wollen, dürfte ein wenig ins Geld gehen und kann auch geschmacklich enttäuschen.

Mit einer saisonalen Auswahl oder mit tiefgekühlten Vorräten bringen Sie Abwechslung in Ihr Frühstück. Ideal sind Beerenfrüchte aus der Tiefkühltruhe. Morgens kurz in der Mikrowelle aufgetaut kommen sie zusammen mit einem Löffel Leinsamen, der ein wenig Biss und Omega-3-Fettsäuren hineinbringt, und ein paar Spritzern Süßstoff in den Quark. Mit Zimt wird abgeschmeckt und oben drüber noch ein paar Krümel löslicher Kaffee. Natürlich können es statt Leinsamen auch ein paar gehackte Walnusskerne sein und bei Himbeeren vielleicht lieber Vanille als Zimt oder ein paar angeröstete Pinienkerne oder vielleicht haben Sie vom letzten Weihnachtsbacken noch Spekulatiusgewürz übrig. Auch eingekochtes Obst aus dem Garten eignet sich hervorragend für Quarkspeisen. Probieren Sie einfach aus, was Ihnen gut schmeckt.

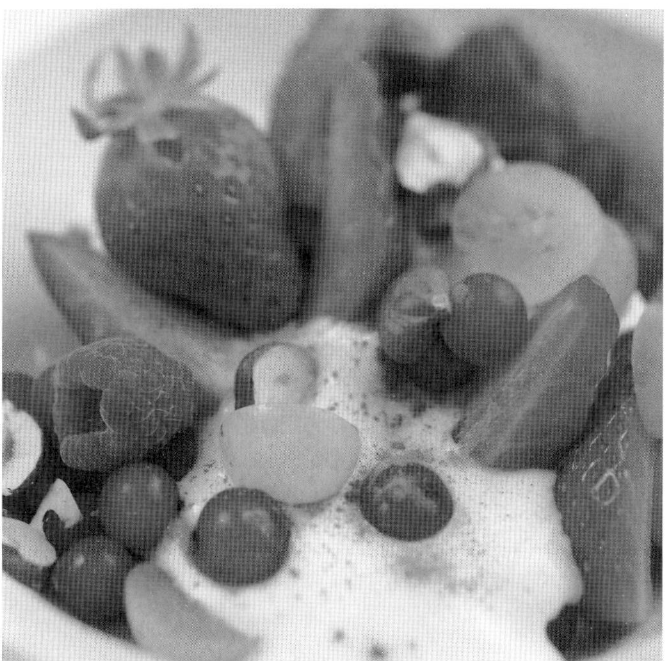

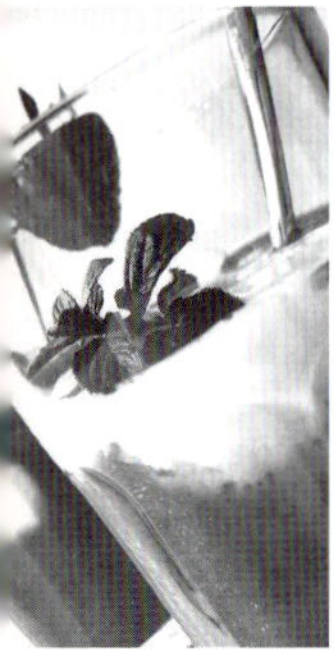

Angefrorener Beerentraum

Die Mengenangaben sind nur grob geschätzt, entscheiden Sie nach Geschmack.

- ✓ ***300 g Tiefkühlbeeren***
- ✓ ***3 EL Schlagsahne***
- ✓ ***250 g Joghurt***
- ✓ ***250 g Quark***
- ✓ ***evtl. ein wenig Buttermilch***
- ✓ ***1 EL Schmand***
- ✓ ***Süßstoff, Vanille (oder Vanillezucker), Zimt***
- ✓ ***kleiner Schuss Rum***
- ✓ ***Schokoraspel***

Die Beeren antauen lassen. Mit Süßstoff, Vanille (oder Vanillezucker), Sahne, evtl. Zimt und dem Rum mit einem Zauberstab pürieren. Joghurt, Quark, Buttermilch und Schmand cremig rühren. Aufpassen, dass es nicht zu flüssig wird. Eventuell ein wenig süßen. Einen Teil des halb gefrorenen Beerenpürees in ein hohes Dessertglas füllen. Die Joghurt-Quark-Creme darauf geben und wieder eine Schicht Beerenmark vorsichtig darüber häufen, sodass es sich nicht vermischt. Mit geraspelter Schokolade bestreuen und bis zum Verzehr kühl stellen, damit die Beeren langsam in die Creme hineinschmelzen können.

Sehr lecker, allerdings auch kalorienreich – auf jeden Fall aber etwas Feines für ein ausgiebiges Wochenendfrühstück oder einen Nachtisch.

Der mit den vielen Gesichtern – Katjas Hüttenkäse-Favoriten

Das Schöne an Milchprodukten ist, dass man sie sowohl süß als auch herzhaft zubereiten kann. Hüttenkäse, besser bekannt als körniger Frischkäse, ist eiweißreicher als Joghurt oder Quark und sättigt hervorragend.

Radieschencreme

- ***1 Bund Radieschen***
- ***1 Bund Lauchzwiebeln***
- ***2 Becher Hüttenkäse***
- ***etwas Zitronensaft***
- ***Salz, Pfeffer, Paprika (scharf)***
- ***Kräuter nach Geschmack***

Die Radieschen fein hobeln und die Lauchzwiebeln in dünne Scheibchen schneiden. Zitronensaft und Kräuter dazugeben. Bei Zeitmangel nehme ich einfach eine Mischung aus Tiefkühlkräutern. Abschmecken mit Salz, Pfeffer und Paprika, dann gut mit dem Hüttenkäse vermischen.

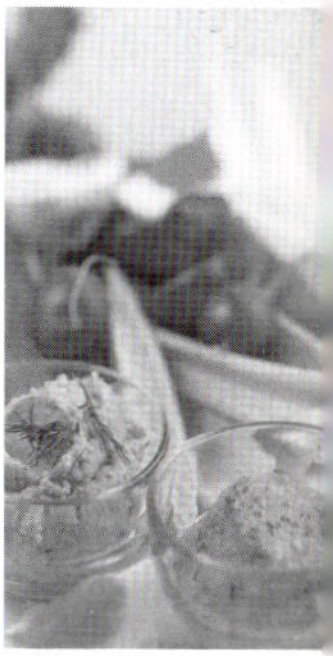

Ich esse diese Creme gerne auf gesalzenen, gepfefferten und mit Olivenöl beträufelten Tomatenscheiben.

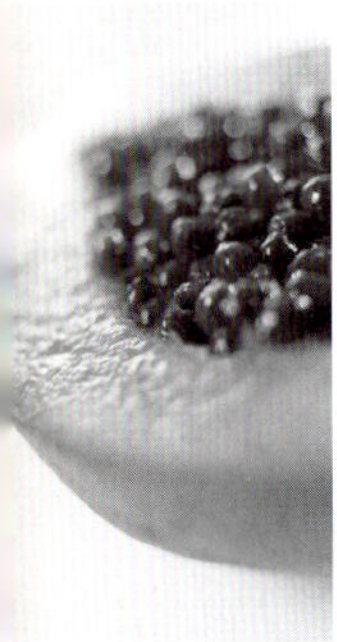

Papayacreme

- ✓ *2 kleine Papayas*
- ✓ *2 Becher Hüttenkäse*
- ✓ *Zitronensaft*
- ✓ *Salz, Pfeffer*

Die Papayas entkernen, das Fruchtfleisch herauslösen und in kleine Würfel schneiden. Papaya und Hüttenkäse mischen. Mit Zitronensaft, Salz und Pfeffer abschmecken.

Gut gedippt ist halb gesättigt

Thunfischcreme

- ✓ *1 Dose Thunfisch*
- ✓ *1 Paket Frischkäse*

Thunfisch und Frischkäse mit dem Zauberstab pürieren.

Schinkencreme

- ✓ *250 g Magerquark*
- ✓ *400 g Frischkäse*
- ✓ *4 EL Milch*
- ✓ *2 Frühlingszwiebeln*
- ✓ *150 g Lachsschinken*
- ✓ *Salz, Pfeffer, Paprika*

Quark mit Frischkäse und Milch gut verrühren. Frühlingszwiebeln und Lachsschinken klein schneiden. Unter die Masse heben. Mit Salz, Pfeffer, Paprika abschmecken.

Zum Dippen: Paprika, Karotten, Radi, Staudensellerie oder Ähnliches.

Egal zu welcher Tageszeit – Ideen für Beilagen

Wir sind es gewohnt, zu einer Mahlzeit neben Gemüse und Fleisch oder Fisch noch etwas auf dem Teller zu haben. Sie müssen nicht auf die Stärkebeilagen verzichten. Eine kleine Menge können Sie nehmen. Oder Sie versuchen einmal etwas Neues als Beilage.

Selleriepüree

- ***1 Knollensellerie***
- ***etwa ¼ l Gemüsebrühe***
- ***süße Sahne***
- ***evtl. ein Schuss Milch***
- ***Butter***
- ***Salz, Pfeffer, Muskat***
- ***Petersilie***

Sellerie schälen, in grobe Stücke schneiden und in der Gemüsebrühe ca. 20 Minuten köcheln lassen. Den Sellerie mit der Sahne und nach Bedarf mit etwas Milch pürieren (Zauberstab). Mit Salz, Pfeffer, Petersilie und Muskat abschmecken. Vor dem Servieren ein paar Butterflöckchen untermischen.

Blumenkohlpüree

Kann auf die gleiche Weise wie Selleriepüree zubereitet werden oder man verfeinert den Kohl noch ein wenig mit

- ***1 Zwiebel***
- ***2 Knoblauchzehen***
- ***2 EL Sauerrahm***

Zwiebel und den Knoblauch fein hacken und mit etwas Butter in der Pfanne anschwitzen. Mit dem Blumenkohl und dem Sauerrahm mischen und pürieren. Mit Salz, Pfeffer, Muskat abschmecken und servieren.

Auch aus Brokkoli lässt sich ein leckeres Püree zubereiten.

Gemüsepürees isst man wie Kartoffelpüree zu Fleischgerichten, zu Sauerkraut mit Kassler oder zu Lauchgemüse mit Speck und Zwiebeln oder wozu auch immer Sie es sich vorstellen können.

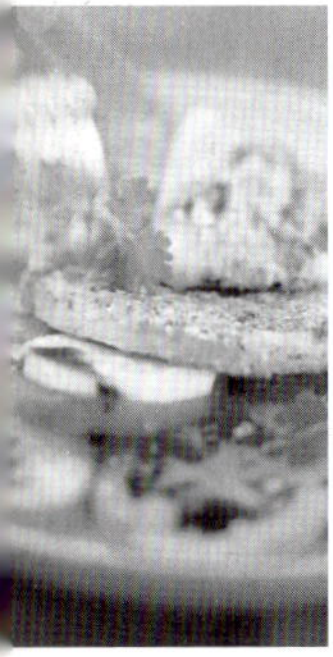

Zucchinipuffer

- ✓ ***2 mittelgroße Zucchini***
- ✓ ***3 Eier***
- ✓ ***Salz, Pfeffer***
- ✓ ***1 TL Mehl***
- ✓ ***2 TL saure Sahne oder Schmand***
- ✓ ***evtl. Zwiebeln***
- ✓ ***Butter oder Öl für die Pfanne***

Zucchini raspeln. Mit den anderen Zutaten vermengen und in der Pfanne wie Kartoffelpuffer von beiden Seiten braten.

Dazu schmeckt Kräuterquark, Zaziki oder Sauerrahm.

Karotten und Kohlrabi schmecken auch sehr gut als Puffer. Sie können natürlich auch gemischte Puffer zaubern. Sollten die Gemüsepuffer in der Pfanne zu sehr auseinanderfallen, können Sie sie mit geriebenem Käse oder einem Ei fester bekommen.

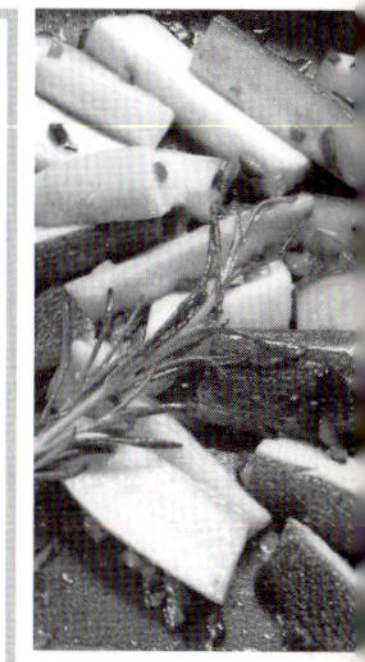

Zucchinipfanne

- ✓ ***gelbe und grüne Zucchini***
- ✓ ***Zwiebeln oder Lauchzwiebeln***
- ✓ ***Olivenöl für die Pfanne***
- ✓ ***Tomaten***
- ✓ ***2 Eier***
- ✓ ***Gewürze***
- ✓ ***Kräuter***
- ✓ ***Käse zum Überbacken (gut passen Gouda, Feta, Emmentaler oder Parmesan)***

Zucchini waschen und in Scheiben schneiden. Es müssen keine gelben Zucchini dabei sein, es sieht aber besser aus. Die klein geschnittenen Zwiebeln in Olivenöl anschwitzen. Zucchinischeiben zugeben und braten, bis sie fast gar sind. Zwischendurch immer wieder durchmischen. Würzen je nach Geschmack. Neben Salz und Pfeffer zum Beispiel mit Curry, ein wenig Knoblauch und einem guten Schuss Pfeffersauce oder Tabasco.

Die Tomaten klein schneiden und zugeben. Gegen Ende der Garzeit die aufgeschlagenen Eier und die Kräuter zugeben. Ein wenig stocken lassen, dann den Käse zugeben. Noch ein paar Minuten auf dem Herd lassen, bis der Käse zerlaufen ist.

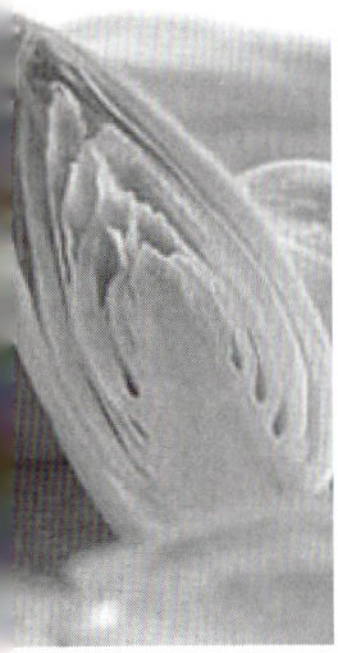

Chicoréeschiffchen

- ✓ ***Chicorée***
- ✓ ***Hackfleisch***
- ✓ ***Zwiebel***
- ✓ ***2 EL Crème fraîche oder Schmand***
- ✓ ***Kräuter***
- ✓ ***Salz, Pfeffer, Paprika***
- ✓ ***Käse zum Überbacken***
- ✓ ***evtl. Champignons, Tomaten***
- ✓ ***Olivenöl für die Form***

Chicorée waschen, halbieren und den bitteren Strunk herausschneiden. Die Blätter sehr kurz in Salzwasser bissfest kochen, herausnehmen und abtropfen lassen. Inzwischen das Hackfleisch mit Zwiebeln, Salz und Pfeffer anbraten. Falls gewünscht, klein geschnittene Tomaten und Champignons untermischen. Mit Kräutern, Salz, Pfeffer, Paprika und je nach Geschmack mit weiteren Gewürzen abschmecken. Schmand oder Crème fraîche unterziehen und die Hackfleischmasse auf die Chicoréeblätter verteilen.

Die Schiffchen in eine mit Olivenöl gefettete Auflaufform setzen, mit Käse bestreuen und bei 200 °C im Backofen überbacken, bis der Käse zerlaufen und goldbraun ist.

Porree- oder Lauchröllchen

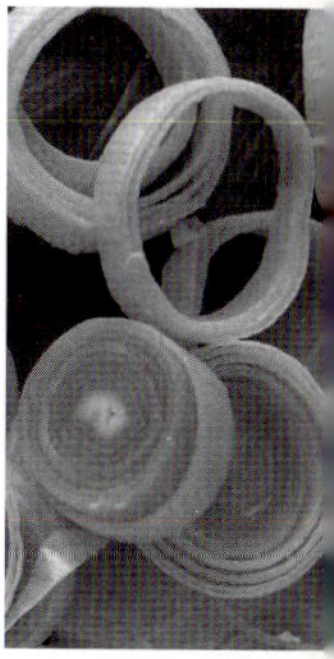

- ✓ ***Porree (Lauch)***
- ✓ ***Edamer in Scheiben***
- ✓ ***gekochter Schinken in Scheiben***
- ✓ ***1 Päckchen gewürfelte Tomaten mit Kräutern***
- ✓ ***Muskat***

Die Porreestangen putzen, waschen und in ca. 10 cm lange Stücke schneiden. In Salzwasser ca. 6 Minuten lang bissfest kochen, herausnehmen und abtropfen lassen. Jedes Porreestück mit einer halben Scheibe Käse und Schinken umwickeln. Die Tomatenwürfel in eine Auflaufform geben. Porreestangen nebeneinander auf die Tomaten legen und im Backofen bei 200 °C ca. 30 Minuten backen.

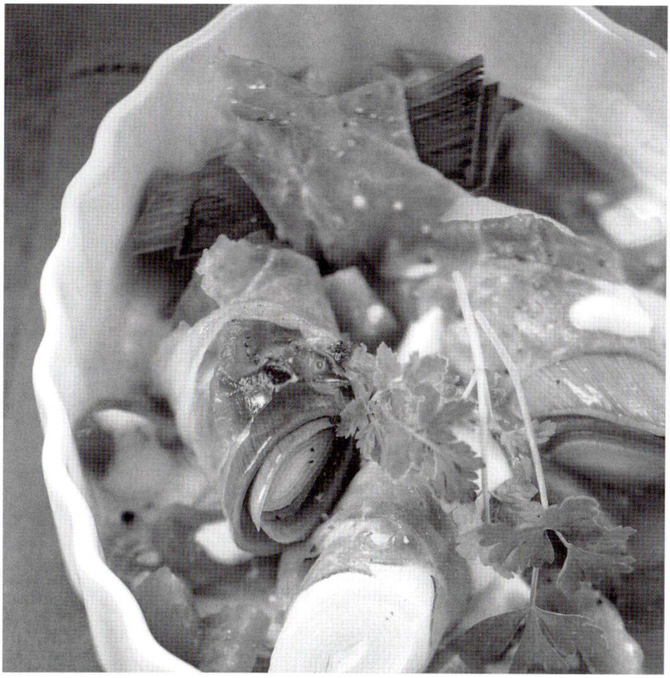

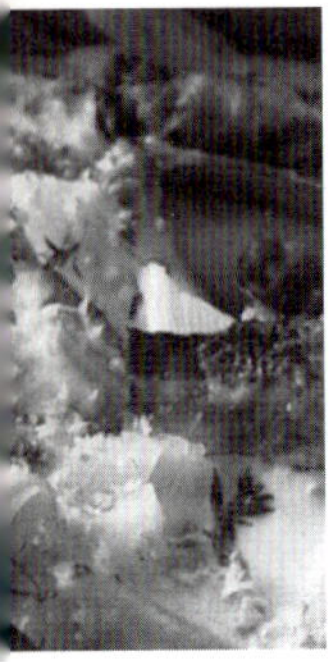

Hack-Lauch-Pfanne

- ✓ ***3–4 Stangen Lauch (Porree)***
- ✓ ***2 rote Paprika***
- ✓ ***2 mittelgroße Zwiebeln***
- ✓ ***1 Knoblauchzehe***
- ✓ ***500 g Rinderhackfleisch***
- ✓ ***1 Dose Kidneybohnen***
- ✓ ***Feta***
- ✓ ***Salz, Pfeffer, Chili, Paprika, Curry, Kräuter***
- ✓ ***Öl für die Pfanne***

Die Porreestangen waschen, putzen und in Ringe schneiden. Paprika waschen und in mittelgroße Stücke schneiden. Zwiebeln mit Knoblauch und Hackfleisch in der Pfanne anbraten. Paprika zufügen und ein paar Minuten auf großer Flamme mitbraten lassen. Porree zugeben und bei mittlerer Hitze und mehrmaligem Umrühren ca. 10 Minuten braten. Kidneybohnen durch ein Sieb abgießen, unter fließend Wasser abspülen und zugeben. Nochmals 5–7 Minuten bei kleiner Hitze köcheln lassen. Kräftig würzen und gegen Ende der Garzeit Feta darüberstreuen und schmelzen lassen. Nicht zu lange garen, das Gemüse sollte bissfest bleiben!

Olivenfrittata

- ✓ ***8 Eier***
- ✓ ***100 ml Sahne***
- ✓ ***150 g schwarze Oliven ohne Stein***
- ✓ ***100 g Chorizo (spanische Paprikawurst)***
- ✓ ***250 g Cocktailtomaten***
- ✓ ***3 EL geriebener Parmesan***
- ✓ ***Schnittlauch***
- ✓ ***2 EL Schmand***
- ✓ ***Olivenöl für die Pfanne***
- ✓ ***Salz, Pfeffer***
- ✓ ***Basilikum oder andere frische Kräuter***

Eier und Sahne verquirlen. Oliven in feine Ringe und die Chorizo in kleine Würfel oder dünne Scheibchen schneiden. Die Tomaten halbieren. Alles mit Parmesan, Schnittlauch und Schmand zu der Ei-Sahne-Mischung geben und verrühren, salzen und pfeffern.

Öl in einer Pfanne erhitzen. Die Masse darin stocken lassen. Mit Basilikumblättern oder anderen frischen Kräutern garnieren.

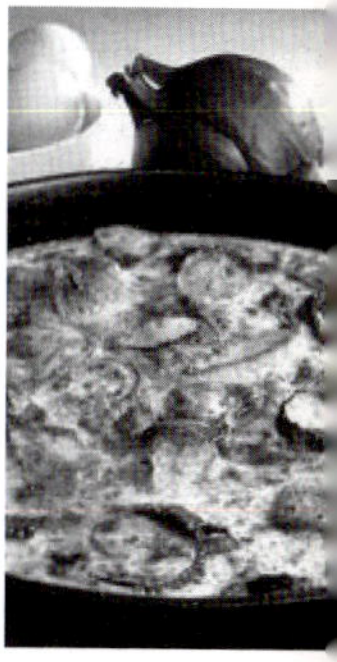

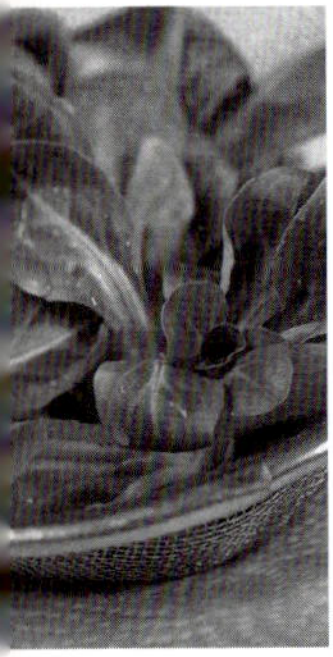

Rote Bete im Salatbett

- ✓ ***ca. ½ Päckchen Feldsalat und/oder***
- ✓ ***ca. ½ Päckchen Rucola***
- ✓ ***ca. ½ Paket gekochte Rote Bete***
- ✓ ***ein paar Walnusskerne (oder Sonnenblumen- oder Pinienkerne)***
- ✓ ***etwas Parmesan, möglichst vom Stück gehobelt***
- ✓ ***Olivenöl oder Raps- und Walnussöl***
- ✓ ***Balsamico-Essig***
- ✓ ***Salz, Pfeffer, etwas Süßstoff oder eine Prise Zucker***

Feldsalat und/oder Rucola waschen und gut abtropfen lassen – besser noch: trocken schleudern. Aus Salz, Pfeffer, etwas Süßstoff (oder Zucker), Essig und Öl eine Vinaigrette rühren. Den Salat in einer Schüssel mit dem Großteil des Dressings anmachen, dann auf tiefen Tellern oder Pastatellern verteilen. Rote Bete in dünne Scheiben schneiden und fächerförmig auf den Salat legen. Mit dem Rest des Dressings beträufeln, etwas Parmesankäse darüberhobeln und mit grob gehackten Walnusskernen bestreuen.

Ofengemüse

- ✓ ***Cocktailtomaten***
- ✓ ***Zucchini***
- ✓ ***Zwiebeln***
- ✓ ***rote Paprika***
- ✓ ***gelbe Paprika***
- ✓ ***Aubergine***
- ✓ ***Salz, Pfeffer, scharfes Paprikapulver***
- ✓ ***Oregano, Thymian (nach Geschmack andere Kräuter)***
- ✓ ***Olivenöl***
- ✓ ***evtl. Parmesan oder Feta***

Das Gemüse putzen und in handliche, mundgerechte Stücke schneiden. Auf ein großes Stück Alufolie legen und mit Gewürzen und Kräutern würzen. Evtl. etwas Käse zugeben. Ein wenig Olivenöl über das Gemüse träufeln. Die Folie an den Rändern hochklappen und oben zusammenfalten, damit keine Flüssigkeit herausläuft. Die Tasche auf ein Blech setzen und ca. 35 Minuten im Ofen bei 200 °C backen.

Schmeckt zu Gegrilltem oder Kurzgebratenem oder einfach so mit Sauerrahm oder Kräuterquark.

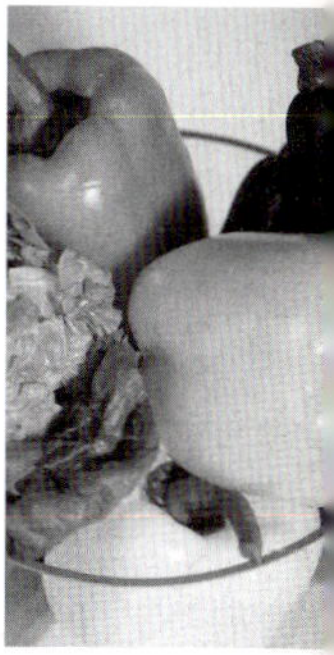

Oder Sie backen das Fleisch gleich mit.

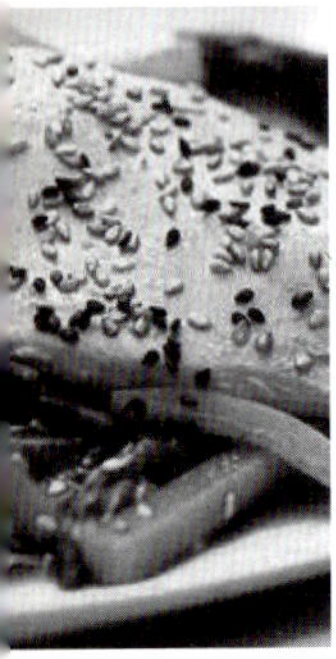

Ofenhähnchen im Gemüsebett

- ***Tomaten***
- ***3–4 Hähnchenbrustfilets***
- ***Zucchini***
- ***rote Paprika***
- ***gelbe Paprika***
- ***Zwiebeln***
- ***Champignons***
- ***Knoblauch (nach Geschmack)***
- ***200 ml Geflügelfond***
- ***Kräuter***
- ***Salz, Pfeffer sowie nach Geschmack Curry, Chili …***

Die Tomaten in Scheiben schneiden und eine Auflaufform damit auslegen. Hähnchenbrustfilets (gewaschen und roh) darauf verteilen. Das restliche Gemüse klein schneiden und über dem Fleisch verteilen. Mit Salz, Pfeffer, Knoblauch, Kräutern und Gewürzen kräftig würzen. Geflügelfond angießen und das Ganze im vorgeheizten Backofen 30–40 Minuten bei 200 °C backen.

Kürbis

Wen der Gedanke nicht stört, die harte Schale vom Kürbis mitzuessen, braucht den Hokkaido nur gut zu waschen, auszuhöhlen und klein zu schneiden. Hokkaido-Kürbisse müssen im Gegensatz zu anderen Sorten nicht geschält werden.

Da Kürbis nur einen geringen Eigengeschmack hat, bietet es sich an, ihn beherzt zu würzen. Es passen: Salz, Pfeffer, Curry, Paprika, Cayennepfeffer, Zwiebel, Knoblauch, Ingwer, Kardamom. Von den Kräutern mag der Kürbis Basilikum, Majoran und Minze.

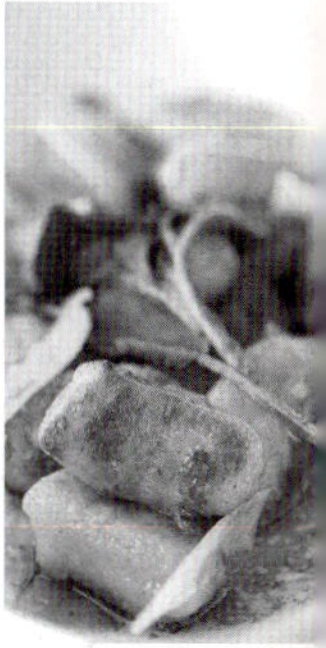

Gebratener Kürbis

- ✓ *1 Kürbis (Hokkaido oder Butternut)*
- ✓ *Zwiebeln*
- ✓ *Knoblauch*
- ✓ *Speck- oder Schinkenwürfel*
- ✓ *Salz, Pfeffer*
- ✓ *Gewürze nach Wahl (zum Beispiel Curry, Paprika, Muskat)*
- ✓ *evtl. Käse*

Den Kürbis ggf. schälen, den Deckel abschneiden und mit einem Löffel entkernen. Das Kürbisfleisch in Streifen und dann in feine Scheiben schneiden (wie Bratkartoffeln). Zwiebeln, Knoblauch, Speck/Schinken, Salz und Pfeffer in der Pfanne anbraten. Die Kürbisscheiben zugeben und paar Minuten braten lassen. Häufig wenden. Mit Salz, Pfeffer und den gewählten Gewürzen abschmecken.

Wer es nicht knusprig mag, lässt den Kürbis in der Pfanne, bis er weich wird. Evtl. noch etwas geriebenen Käse zugeben.

Gebackener Kürbis

Den Kürbis (Hokkaido oder Butternut) vorbereiten und wie dünne Pommes schneiden. Auf ein mit Backpapier ausgelegtes Blech verteilen, mit Salz, Pfeffer und scharfem Paprikapulver würzen. Unter mehrmaligem Wenden ca. 30–40 Minuten bei 200 °C knusprig backen.

Alle Jahre wieder zur Winterzeit: Kohl

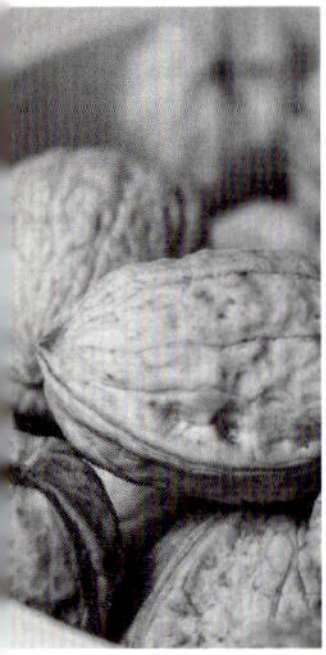

Rotkohl-Walnuss-Salat

- ✓ ***500 g Rotkohl***
- ✓ ***2 EL Essig***
- ✓ ***1 TL Honig***
- ✓ ***2 EL Zitronensaft***
- ✓ ***1 EL Rotweinessig oder roter Aceto balsamico***
- ✓ ***Salz, Pfeffer***
- ✓ ***Walnusskerne***

Rotkohl in feine Streifen hobeln. Den Kohl in kochendem Essig-Salz-Wasser ca. 1 Minute aufkochen, abgießen und gut abtropfen lassen. Aus Zitronensaft, Rotwein- oder Balsamicoessig, Honig, Walnusskernen, Salz und Pfeffer eine Marinade rühren und unter den noch warmen Kohl mischen. Mindestens eine Stunde ziehen lassen, dabei mehrmals durchmischen. Je länger der Salat steht, umso besser zieht er durch.

Quetschkohl

- ✓ ***1 Weißkohl***
- ✓ ***Saft einer Zitrone***
- ✓ ***Süßstoff***
- ✓ ***1–2 EL Sahne***
- ✓ ***Salz***

Weißkohl in feine Streifen hobeln. Mit etwas Salz bestreuen und mindestens 30 Minuten ziehen lassen. Länger ist kein Problem, nur unter 30 Minuten sollte es nicht sein. Den Kohl mit den Händen ordentlich quetschen. Die anfallende Flüssigkeit abgießen. Mit Süßstoff, Zitronensaft und Sahne abschmecken und gut durchmischen.

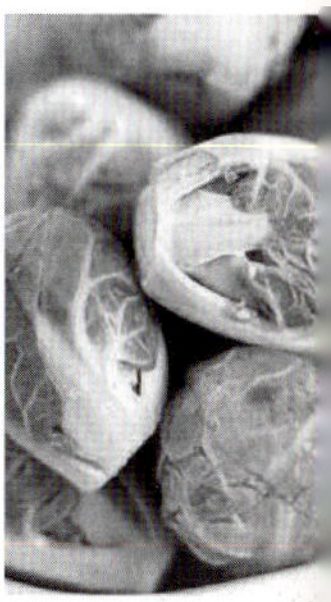

Gepflückter Rosenkohl

- ✓ ***Pinienkerne***
- ✓ ***Rosenkohl***
- ✓ ***Rosinen***
- ✓ ***Olivenöl für die Pfanne***
- ✓ ***Gewürze (zum Beispiel Curry, Salz, Pfeffer, Chili)***

Die Pinienkerne rösten: Dazu gibt man die Kerne in die trockene Pfanne und lässt den Herd so lange auf höchster Temperatur, bis sie leicht gebräunt sind. Dann den Herd ausstellen und die Kerne in der heißen Pfanne schwenken. Das Rösten dauert nur ein paar Minuten, man muss aufpassen, dass die Kerne nicht zu dunkel werden.

Den Rosenkohl in einzelne Blätter zerpflücken. Mit Olivenöl und einer kleinen Handvoll gerösteter Pinienkerne und Rosinen in eine Pfanne geben und kurz scharf anbraten.

Gebratener Rosenkohl lässt sich auf vielfältige Weise würzen, zum Beispiel mit Salz, Pfeffer, Curry und Chilipulver.

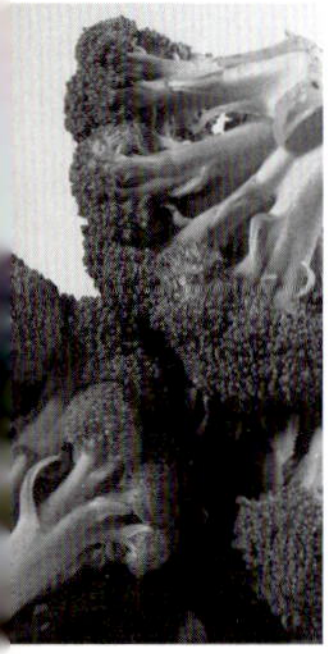

Kohlauflauf

- ✓ ***Brokkoli, Blumenkohl, Rosenkohl oder alles zusammen***
- ✓ ***Hackfleisch***
- ✓ ***evtl. eine Dose gewürfelte Tomaten***
- ✓ ***1 Ei***
- ✓ ***Quark***
- ✓ ***Sahne oder Schmand***
- ✓ ***Kräuter, Gewürze (Salz, Pfeffer, Chili, Curry, Paprika, Muskat)***
- ✓ ***Käse zum Überbacken (zum Beispiel Gouda, Feta, Mozzarella)***
- ✓ ***Walnüsse***

Hackfleisch anbraten. Kohl putzen, zerkleinern und ein paar Minuten in kochendem Salzwasser garen, abgießen und abtropfen lassen. Das Ei aufschlagen, Quark, Sahne oder Schmand unterrühren. Kräftig mit Kräutern und Gewürzen abschmecken. Kohl mit dem Hackfleisch (und evtl. den Tomatenwürfeln) vermengen und in eine Auflaufform geben. Mit der Sauce übergießen und mit Walnüssen bestreuen. Im Ofen bei 200 °C so lange backen, bis der Käse goldbraun ist.

Fertiggerichte – nein, danke!

Fertiggerichte müssen nicht sein, auch wenn man nur wenig Zeit hat. Zum Beispiel Fisch: Gerne werden fertige Schlemmer-Fisch-Gerichte gekauft, weil sie nur in den Ofen geschoben werden müssen. Lesen Sie sich beim nächsten Einkauf einmal die Zutatenliste durch. In der Kruste lauert reichlich Zucker. Fisch mit Kohlenhydraten ist keine gute Wahl. Genauso schnell wie das Fertiggericht kann man einen überbackenen Fisch selber machen.

Schlemmerfilet

- ✓ ***1 Packung Lachsfilet (250 g)***
- ✓ ***Salz, Pfeffer***
- ✓ ***Zitronensaft (optional)***
- ✓ ***Crème fraîche mit Kräutern***
- ✓ ***Dill (frisch oder TK)***

Die tiefgefrorenen Lachsfilets in eine kleine Auflaufform legen, salzen und pfeffern. Falls gewünscht und zur Hand ein paar Spritzer Zitronensaft darüberträufeln.

Die Filets mit der Kräuter-Crème-fraîche bestreichen, mit ein wenig Dill bestreuen und ab damit in den Ofen: bei 200 °C ca. 30 Minuten. Das Schlemmerfilet ist fertig, wenn sich auf der Crème fraîche knusprige, dunkle Blasen bilden.

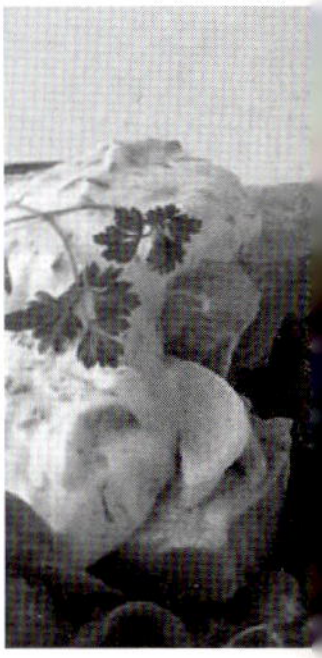

Wer sein Gyros einmal selbst zubereitet hat, wird kein fertig gewürztes aus der Kühltheke mehr wollen.

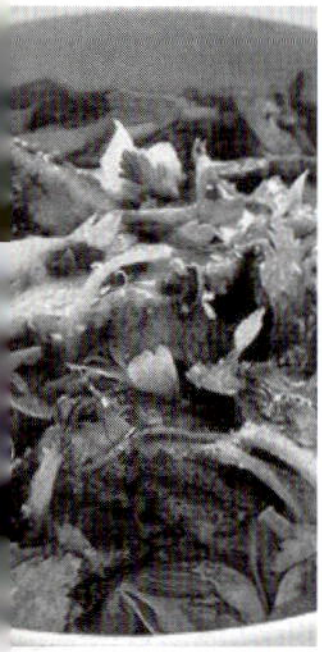

Gyros Marke Eigenbau

- ✓ ***1 Gemüsezwiebel***
- ✓ ***Oliven- oder Sesamöl zum Braten***
- ✓ ***Schnitzelfleisch in kleine Streifen geschnitten***
- ✓ ***gemahlener Kreuzkümmel (der ist wichtig, keinen »normalen« Kümmel verwenden)***
- ✓ ***gemahlener Koriander***
- ✓ ***Salz, Pfeffer***
- ✓ ***1 Salatgurke***
- ✓ ***Naturjoghurt (Kuh oder Schaf)***
- ✓ ***Salz, Pfeffer, evtl. etwas Kreuzkümmel***

Die Zwiebel schälen, in Ringe schneiden und in einer großen Pfanne in etwas heißem Öl ca. 5 Minuten braten. Zwiebeln an den Pfannenrand schieben und in der Pfannenmitte (evtl. noch etwas Öl zugeben) das Fleisch anbraten, salzen, pfeffern und großzügig mit Koriander und Kreuzkümmel würzen. Unter Rühren gerade so lange braten, dass es durch und leicht gebräunt ist (sonst wird es zu fest). Wer möchte, kann Zwiebeln und Fleisch auch in getrennten Pfannen braten und dann mischen – oder die Zwiebeln als Beilage extra servieren.

Für den Dip dazu die Gurke schälen, raspeln und salzen. Nach einer Weile den ausgetretenen Saft abgießen. Mit Joghurt, Pfeffer, nach Geschmack Knoblauch und etwas Kreuzkümmel vermischen.

Auch eine Tomatensuppe ist im Handumdrehen gekocht, und im Gegensatz zum Fertigprodukt aus der Tüte weiß man da genau, wie viel Tomaten tatsächlich drin stecken.

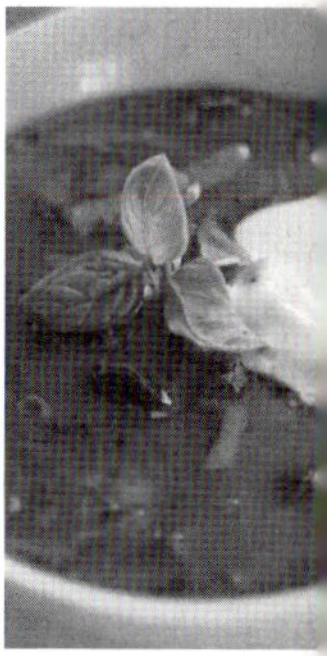

Tomatensuppe

- ✓ ***Cocktailtomaten oder Strauchtomaten***
- ✓ ***Olivenöl***
- ✓ ***1–2 Packungen passierte Tomaten***
- ✓ ***evtl. Knoblauch***
- ✓ ***Salz, Pfeffer, scharfes Paprikapulver, Tabasco***
- ✓ ***Kräuter (Oregano, Thymian, Basilikum)***

Die Tomaten klein schneiden. Olivenöl in einem größeren Topf heiß werden lassen. Die Tomatenstücke in das heiße Öl geben und unter Rühren so lange braten, bis nur noch wenige Stückchen übrig sind. So viel passierte Tomaten zugeben, wie Sie Suppe bekommen möchten. Mit Salz, Pfeffer, Paprika, Kräutern und ggf. Tabasco kräftig abschmecken und auf kleiner Flamme noch eine Weile köcheln lassen.

Soll aus dieser Suppe eine sättigende Hauptspeise werden, brauchen Sie noch

- ✓ ***250 g Gehacktes***
- ✓ ***Zwiebeln***
- ✓ ***süße Sahne***
- ✓ ***Käse***

Das Gehackte mit den Zwiebeln anbraten und salzen. Zu den Tomaten geben und auf kleiner Flamme weiterköcheln lassen. Den Topf vom Herd nehmen und unter Rühren die flüssige Sahne einrühren. Vor dem Servieren ein wenig Käse auf die Suppe streuen.

Apropos Gehacktes. Häufig kommt bei diesem Thema die Frage auf, wie es mit dem Brötchen bei Frikadellen aussieht. *Keine Sorge. Ein einsames Brötchen auf 500 Gramm Gehacktes sollte Sie nicht beunruhigen. Überlegen Sie einmal, wie viele Frikadellen man aus einem Pfund Hackfleisch bekommt und wie viele Personen davon essen. Diese wenigen Gramm Kohlenhydrate müssen Sie nicht einsparen. Ebenso wenig den einen Löffel Mehl, um eine Sauce zu binden. Sie gewinnen mehr, wenn Sie sich diese kleinen Mengen Kohlenhydrate zugestehen und dafür an anderer Stelle sparen. Beispielsweise eine Kartoffel weniger zur Frikadelle essen.*

Anders sieht es mit Panade aus. An einem handtellergroßen Stück paniertem Fleisch haften ungefähr die Semmelbrösel eines halben Brötchens. Das ist recht viel und entspricht einer BE, die Wirkung auf Ihren Blutzucker hat.

Haben Sie schon einmal Semmelbrösel-Alternativen ausprobiert? Mit Mandelblättchen, Sesam, gehackten Sonnenblumenkernen oder Kokosflocken lässt sich wunderbar panieren.

Naschwerk

LOGI zielt auf eine gesunde, natürliche Ernährungsweise ab. Dazu gehört es, nur zu essen, wenn man hungrig ist und aufzuhören, wenn man satt ist. Fertigprodukte und Geschmacksverstärker gehören genauso wenig dazu wie die üblichen Naschereien, vor allem, wenn man abnehmen möchte. Das ist nichts Neues. Häufiges Naschen ist sicher nicht optimal für das Körpergewicht. Aber es kann auch unheimlich wohltuend sein. Ein Glas Wein schmeckt auch pur, aber noch besser schmeckt es mit ein paar Nüssen oder Käse oder anderen kleinen Dingen, die gar nicht sättigen sollen, sondern ausschließlich dem Genuss dienen.

Naschwerk bewusst in den Tag einzuplanen und bei den Mahlzeiten ein wenig sparsamer zu sein ist eine gute Lösung. Aber vielen fällt das Maßhalten schwer. Sie rutschen nach den ersten Happen ganz schnell in eine »Jetzt ist´s auch egal«-Stimmung. Sobald dieser Gedanke auch nur am Gehirn vorbeizieht, fällt innerlich ein Startschuss: Man gibt sich dem Essen hin und nutzt den Moment aus – auch wenn man jetzt schon weiß, dass das schlechte Gewissen einen einholen wird. Aber da ist der Verstand längst abgeschaltet.

Es gibt Tage, an denen hat man Appetit auf Süßes oder man möchte einfach mit einer Schüssel auf dem Bauch vor dem Fernseher liegen und essen. Falls Sie das nicht kennen: seien Sie froh! Das müssen Sie sich nicht aneignen. Aber falls auch Sie zu den Menschen gehören, die gern ein wenig knabbern oder naschen, aber trotzdem nicht zu Zuckerreichem oder zu transfettreichen Kohlenhydrat-Fett-Gemischen in Form von Chips, Salzgebäck oder Ähnlichem greifen wollen, kommt hier die gute Nachricht: Es gibt auch dazu zahlreiche leckere Alternativen. Vielleicht helfen Ihnen diese Dinge in der Anfangszeit, und Sie kommen schon bald ohne oder mit sehr viel weniger aus.

Cräcker – Grundrezept herzhaft

- ***4 Eier***
- ***250 g Quark (20 %)***
- ***2 TL Backpulver***
- ***Salz, Pfeffer***
- ***Kräuter***
- ***Leinsamen, Sesam, Sonnenblumenkerne***
- ***geriebener Käse***

Eier, Quark, Backpulver, Salz, Pfeffer und Kräuter miteinander vermischen. Die Masse ganz dünn auf ein mit Backpapier ausgelegtes Backblech ausstreichen. Mit Leinsamen, Sesam und Sonnenblumenkernen bestreuen. Zu guter Letzt den Käse darauf verteilen. Bei 170 °C ca. 30 Minuten im Backofen backen, bis der Käse zerlaufen ist und die Ränder knusprig werden.

Die Cräcker in kleine mundgerechte Stücke schneiden. Mit oder ohne Dip zum Glas Wein oder auch solo zum Knabbern.

Falls Ihnen das Grundrezept geschmacklich zu wenig bietet, können Sie diesem Teig alles hinzufügen, von dem Sie glauben, dass es Ihnen schmeckt: Kümmel, Paprikapulver, Mohn, Curry, Chili, Knoblauchpulver, Tomatenmark in Kombination mit Basilikum und Mozzarella …

Bei den Kernen und dem Käse an die Kalorien denken. Je großzügiger Sie hier sind, desto geringer die Anzahl Cräcker, die in Ihre Energiebilanz passt.

Cräcker – Grundrezept süß

- ✓ ***4 Eier***
- ✓ ***350 g Quark (20 %)***
- ✓ ***2 TL Backpulver***
- ✓ ***Prise Salz***
- ✓ ***Kokosflocken***
- ✓ ***Vanille***
- ✓ ***Süßstoff***
- ✓ ***gemahlene Mandeln***
- ✓ ***Mandelblättchen***

Außer den Mandelblättchen alles zusammenmischen. Auf ein mit Backpapier ausgelegtes Backblech dünn ausstreichen. Die Mandelblättchen darüberstreuen und bei 170 °C ca. 30 Minuten backen.

Auch diese Cräcker sind nicht gerade kalorienarm, aber günstiger als Kekse. Andere Zutaten schmecken sicherlich auch. Probieren Sie es aus!

Wackelpudding aus Tee

Einen leckeren Tee stärker kochen als man ihn trinken würde. Süßen und mit Gelatine vermischen (Sofortgelatine ist am einfachsten, Zubereitungsanweisung beachten). In Schälchen füllen, erkalten lassen und über Nacht im Kühlschrank fest werden lassen.

Mit ein wenig Sahne ist das eine kalorienarme Waffe gegen Süßhunger.

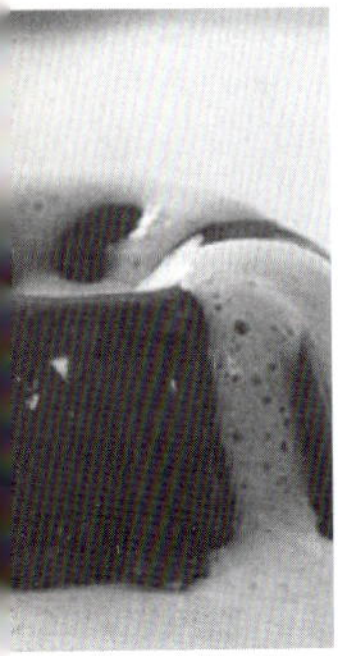

Quarkwackelpudding

- ***1 Packung Götterspeise (Geschmack nach Wahl), die noch gesüßt werden muss***
- ***Süßstoff***
- ***150–200 g Quark***

Götterspeise mit etwas weniger Wasser als angegeben kochen und mit Süßstoff süßen. Abkühlen lassen. Den Quark gründlich unterrühren. In Schälchen füllen und im Kühlschrank über Nacht fest werden lassen.

Eis

Auch für Eis brauchen Sie keine genaueren Rezepte. Es wäre auch unsinnig, erst einkaufen gehen zu müssen, nur um ein Eis zuzubereiten. Schauen Sie in Ihren Kühlschrank und ins Gefrierfach, Sie werden schon etwas Brauchbares finden.

Aus ein paar Tiefkühlbeeren können Sie ein leckeres Fruchteis zaubern. Lassen Sie die Beeren antauen. Anschließend mit einem Spritzer Süßstoff pürieren, Mineralwasser und evtl. etwas Vanille dazugeben. Die Masse in kleine Eisförmchen oder in die Eiswürfelform gießen und im Gefrierfach gefrieren lassen.

Aus Quark, Joghurt oder Kefir können Sie ganz leicht ein Milcheis machen. Einfach etwas Zimt, Vanille oder andere Aromen, die Ihnen schmecken, dazugeben. Zusammen mit den Früchten pürieren, und wenn Sie mögen, noch einen kleinen Schuss Rum untermischen. Schon haben Sie ein Rumtöpfcheneis. Das alles mag nicht an ein echtes italienisches Eis herankommen. Aber es schmeckt und ist für die Linie weitaus verträglicher.

Anstelle von Eisförmchen können Sie auch kleine Gefrierdosen nehmen. Stecken Sie einen Zahnstocher hinein und Sie haben ein Eis am Stiel.

Baiser

- ✓ ***5 Eiweiß***
- ✓ ***Süßstoff***
- ✓ ***dunkle Schokolade***

Die Eier sorgfältig trennen. Die Eiweiße mit Süßstoff süßen und steif schlagen. Aus dem Eischnee kleine Berge auf ein mit Backpapier ausgelegtes Backblech häufen. Bei 120 °C 70–100 Minuten backen, bis die Baisers leicht gelblich werden. Probieren Sie vorsichtig mit dem Finger, ob sie knusprig sind.

Dunkle Schokolade (ab 70 % Kakaoanteil) im Wasserbad schmelzen. Die Bergspitzen mit Schokolade besprenkeln. Kalt werden lassen.

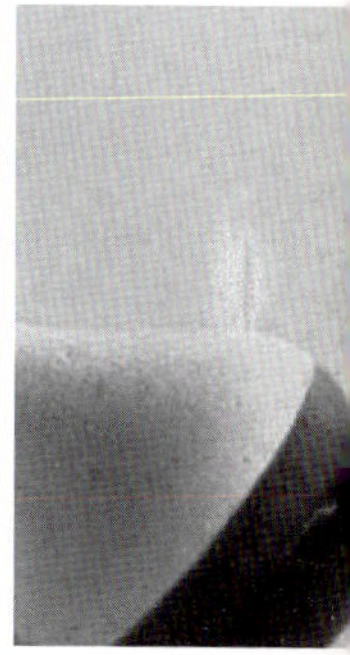

Gehören Sie zu den Menschen, die am Nachmittag zum Kaffee gern eine süße Kleinigkeit genießen? Das klassische Stückchen Kuchen entpuppt sich jedoch oft genug als Kalorienbombe. Zudem treibt es Ihren Blutzucker in die Höhe.

Über den Daumen gepeilt liefert es drei BE

. Das ist nicht gerade wenig für eine Kleinigkeit zum Kaffee. Aber vielleicht schmeckt Ihnen Ihre Tasse Kaffee oder Tee ja auch mit den folgenden, weniger kalorienträchtigen und blutzuckerschonenderen Alternativen.

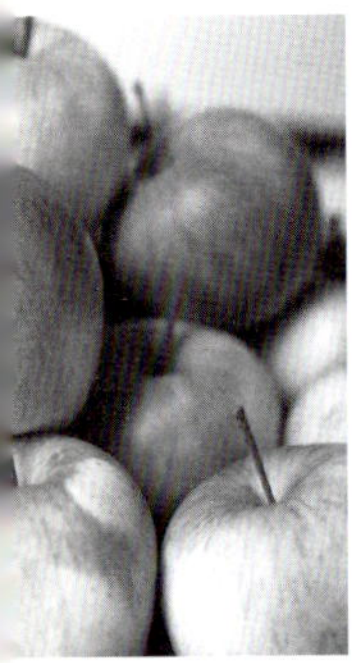

Apfel-Zimt-Schnitze

- ✓ ***1 säuerlicher Apfel***
- ✓ ***Mandelblättchen oder -stifte***
- ✓ ***ein paar Rosinen***
- ✓ ***Zimt***

Apfel schälen und in dünne Spalten schneiden. Butter in einer Pfanne auslassen, die Apfelschnitze hineingeben und einige Minuten braten. Mandeln und Rosinen zufügen und weiterbraten bis die Apfelschnitze goldbraun sind. Aus der Pfanne nehmen und mit Zimt bestreuen.

Auch Kokosflocken oder gehackte Nusse schmecken gut dazu. Servieren Sie die Apfelschnitze pur oder mit Quark.

Rhabarberkompott

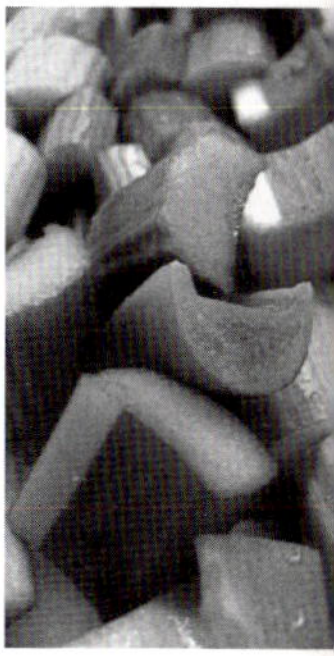

- ✓ ***Rhabarber***
- ✓ ***Süßstoff***
- ✓ ***Natron***
- ✓ ***Zimt***
- ✓ ***evtl. Vanille***

Den Rhabarber schälen und in Stücke schneiden. Einen Kochtopf mit kaltem Wasser ausspülen, die Rhabarberstücke in den Topf geben und bei geschlossenem Deckel auf großer Flamme zum Kochen bringen. Die Temperatur drosseln und unter Rühren so lange köcheln lassen, bis der Rhabarber die gewünschte Konsistenz hat. Ein wenig stückig sollte das Kompott noch sein. Kräftig mit Süßstoff süßen – Rhabarber braucht viel! Nach Geschmack mit Zimt oder Vanille abschmecken und warm oder kalt, pur oder mit etwas Quark genießen.

Tipp: Eine große Messerspitze Natron beim Kochen zugeben. Natron bindet die Säure des Rhabarbers und verringert die »stumpfen Zähne« beim Verzehr.

Anhang

Therapieziele nach den Leitlinien der Deutschen Diabetes-Gesellschaft (DDG)

Blutzucker	nüchtern	90–120 mg/dl
	2 Stunden nach einer Mahlzeit	< 140 mg/dl*
HbA_{1c}		< 6,5 %
Blutlipide	Cholesterin, gesamt	< 180 mg/dl
	HDL-Cholesterin	> 50 mg/dl (Männer) > 40 mg/dl (Frauen)
	LDL-Cholesterin	< 100 mg/dl
	Triglyzeride	< 150 mg/dl
Blutdruck	ohne Proteinurie	< 130/80 mmHg
	mit Proteinurie	< 120/75 mmHg

* nicht in den Leitlinien der DDG, aber in denen der IDF (International Diabetes Federation) und ADA (American Diabetes Association)

Achtung: Therapieziele müssen individuell angepasst werden und können dann anders ausfallen.

BE-Tabelle

1 BE = 12 g Kohlenhydrate entspricht	
½ Brötchen	30 g
½ Scheibe Roggenvollkornbrot	25 g
½ Scheibe Weizenmischbrot	20 g
1 Scheibe (Vollkorn-)Toast	25 g
1–2 Scheiben Knäckebrot	15–25* g
½ Laugenbrezel	25 g
2 Stück Zwieback	20 g
2 EL Haferflocken	20 g
1 EL Mehl	15 g
1 EL Grieß	20 g
1 EL Kartoffelstärke	15 g
1 EL Graupen	20 g
1 EL Reis (roh)	15 g
2 EL Reis (gekocht)	45 g
Nudeln (roh)	15 g
Nudeln (gekocht)	45 g
1 hühnereigroße Kartoffel	80 g
½ Kartoffelkloß	50 g
2 Kroketten	40 g
2 EL Kartoffelpüree	100 g
3 EL Mais	65 g
1 Glas Milch	250 ml
1 Glas Buttermilch	250 ml
1 Glas Dickmilch	250 ml
1 Glas Kefir	250 ml
½ Familienbecher Naturjoghurt	250 g
1 mittelgroßer Apfel	100 g
1 mittelgroße Apfelsine (ohne Schale)	130 g
½ Grapefruit (ohne Schale)	130 g
½ Banane (ohne Schale)	60 g
10 Weintrauben	80 g
1 kleine Birne	120 g
2 Mandarinen (ohne Schale)	120 g
10 Stück Erdbeeren	200 g
8 EL Brombeeren	200 g
8 EL Heidelbeeren	170 g
12 EL Himbeeren	200 g
10 EL Johannisbeeren, rot	200 g
20 Stück Stachelbeeren	150 g

Angaben gerundet. *je nach Sorte , siehe Nährwertangaben auf der Packung

Die Wirkung von Fruchtzucker

Häufig heißt es: Fruchtzucker wird insulinunabhängig verstoffwechselt und hat demzufolge keinen Einfluss auf den Blutzucker. Das stimmt nicht. Zwar gelangt Fruktose ohne Insulin in die Leber. Aber dort wird sie rasch zu Glukose umgesetzt und landet so als Blutzucker im Blut.

Fruktose hat einen geringeren Einfluss auf den Blutzucker als Glukose, weil es länger dauert, bis sie als Glukose im Blut erscheint. Dennoch nimmt sie Einfluss auf den Blutzuckerspiegel und fordert demzufolge auch Insulin, um ihn wieder zu senken.

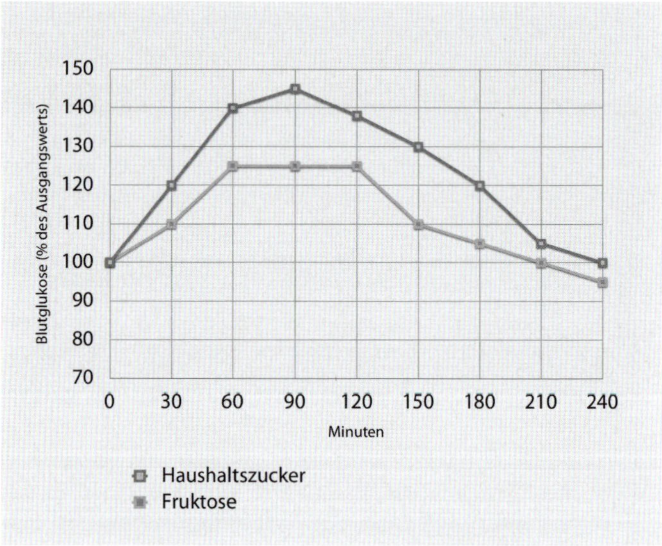

Verhalten der Blutglukose (in Prozent des Ausgangswertes) bei 30 Typ-2-Diabetikern nach Zufuhr von Haushaltszucker oder Fruktose in einer Testmahlzeit (Zusammensetzung: 30 g Fruktose oder Haushaltszucker, 32,5 g Stärke, 20 g Fett und 23 g Eiweiß, 535 kcal).

Quelle: modifiziert nach Mehnert, Standl, Schöffling, Usadel: Diabetologie in Klinik und Praxis. Thieme Verlag, 3. Auflage S. 182

Omega-6- und Omega-3-Gehalte verschiedener Öle (in Gramm pro 100 Gramm Öl)

Öl	Omega-6: Linolsäure	Omega-3: Alpha-Linolensäure	Verhältnis Omega-6 zu Omega-3 (Empfehlung: unter 5)
Leinöl	14 g	56 g	< 1
Rapsöl	28 g	9,4 g	3
Walnussöl	63 g	7,8 g	8
Olivenöl	8 g	0,8 g	11
Maiskeimöl	52 g	0,6 g	84
Sonnenblumenöl	63 g	0,5 g	122
Distelöl	75 g	0,5 g	148

Durchschnittswerte, unterliegen natürlichen Schwankungen

Insulinresistenz

Eine der gebräuchlichsten Methoden zur Ermittlung einer Insulinresistenz ist der HOMA-Index. Er wird aus der Bestimmung von Insulin und Glukose berechnet.

Nüchtern-Insulin (µU/ml) × Nüchtern-Blutzucker (mg/dl) ÷ 405

Ein weiterer Marker ist die Bestimmung des intakten Proinsulins. Da die Halbwertzeit von Proinsulin drei- bis viermal länger ist als die des Insulins, empfiehlt sich eine Bestimmung des intakten Proinsulins. Nüchternwerte an intaktem Proinsulin über 10–11 pmol/l zeigen das Vorliegen einer Insulinresistenz an.

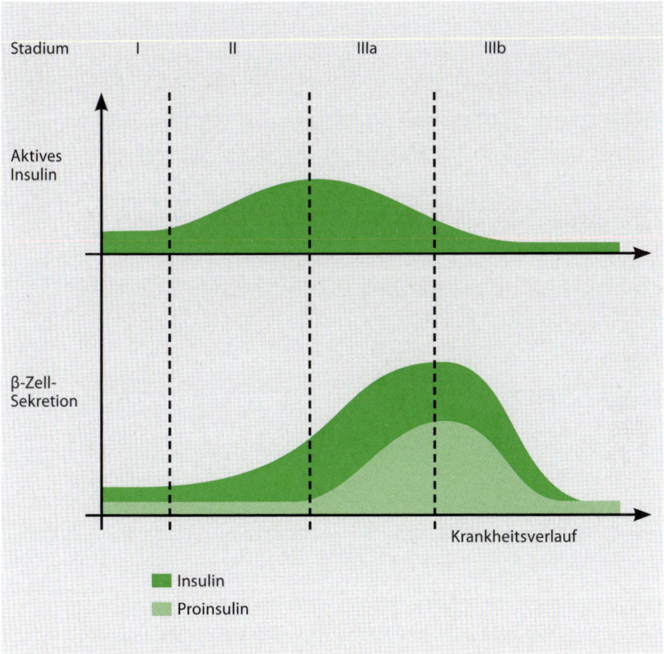

Stadium I: Insulinsensitiv (normales intaktes Proinsulin)

Stadium II: Insulinresistenz ohne Sekretionsstörung (normales intaktes Proinsulin, Insulin bereits erhöht)

Stadium IIIa: Insulinresistenz mit Sekretionsstörung (erhöhtes intaktes Proinsulin, Hyperinsulinämie)

Stadium IIIb: Zusammenbruch der β-Zellsekretion

Quelle: nach Pfützner, Pfützner, Larbig und Forst: Role of intact proinsulin in diagnosis and treatment of type 2 diabetes mellitus. Diabetes Technology & Therapeutics 2004; 6: 405–412

Leseempfehlungen rund um LOGI und um den gesunden Lebensstil.

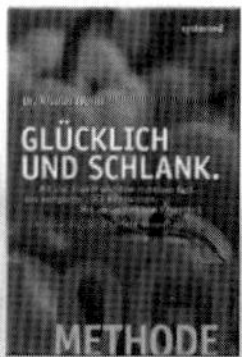

LOGI-METHODE.
Glücklich und schlank.
Mit viel Eiweiß und dem richtigen Fett.
Das komplette LOGI-Basiswissen.
Von Dr. Nicolai Worm
978-3-927372-26-9 — 19,90 EUR

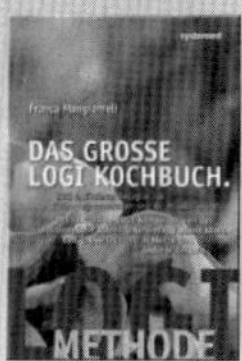

LOGI-METHODE.
Das große LOGI-Kochbuch.
120 raffinierte Rezepte zur Ernährungsrevolution von Dr. Nicolai Worm.
Mit exklusiven LOGI-Kompositionen der Spitzenköche Alfons Schuhbeck, Vincent Klink, Ralf Zacherl, Christian Henze und Andreas Gerlach.
Von Franca Mangiameli
978-3-927372-29-0 — 18,90 EUR

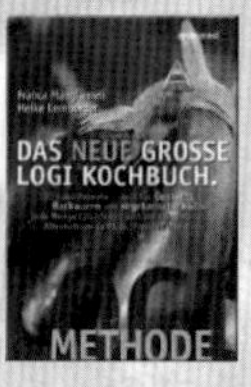

LOGI-METHODE.
Das neue große LOGI-Kochbuch.
120 neue Rezepte – auch für Desserts, Backwaren und vegetarische Küche.
Jede Menge LOGI-Tricks und die klügsten Alternativen zu Pizza, Pommes und Pasta.
Von Franca Mangiameli und Heike Lemberger
978-3-927372-44-3 — 19,95 EUR

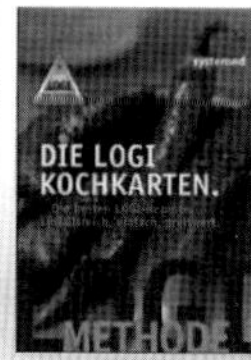

LOGI-METHODE.
Die LOGI-Kochkarten.
Die besten LOGI-Rezepte.
Einfallsreich, einfach, preiswert.
978-3-927372-45-0 — 17,95 EUR

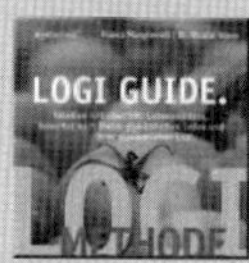

LOGI-METHODE.
LOGI-Guide.
Tabellen mit über 500 Lebensmitteln, bewertet nach ihrem glykämischen Index und ihrer glykämischen Last.
Von Franca Mangiameli und Dr. Nicolai Worm
978-3-927372-28-3 — 6,90 EUR

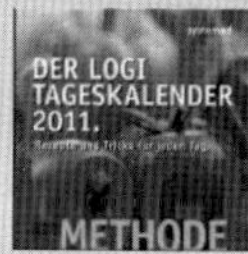

LOGI-METHODE.
LOGI-Tageskalender 2011.
Rezepte und Tricks für jeden Tag.
978-3-927372-58-0 — 15,95 EUR

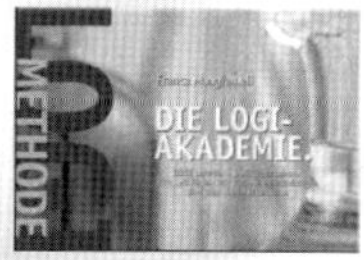

-FÜR- FACH KREISE

1:1 VORTRAG

LOGI-METHODE.
Die LOGI-Akademie.
LOGI lehren – LOGI verstehen.
Ein Leitfaden zur Patientenschulung und zum Selbststudium.
Von Franca Mangiameli
978-3-927372-59-7 — 48,00 EUR

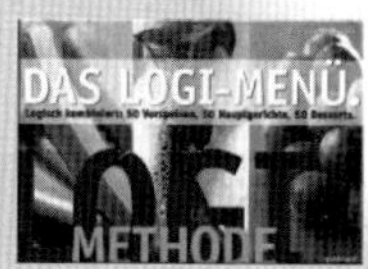

LOGI-METHODE.
Das LOGI-Menü.
Logisch kombiniert: 50 Vorspeisen, 50 Hauptgerichte, 50 Desserts.
Von Franca Mangiameli
978-3-927372-60-3 — 29,95 EUR

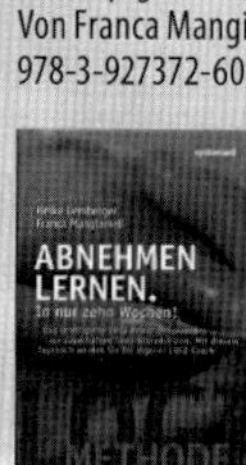

LOGI-METHODE.
Abnehmen lernen.
In nur zehn Wochen!
Das intelligente LOGI-Power-Programm zur dauerhaften Gewichtsreduktion. Mit diesem Tagebuch werden Sie Ihr eigener LOGI-Coach!
Von Heike Lemberger und Franca Mangiameli
978-3-927372-46-7 — 18,95 EUR

Über 300.000 Leser kauften LOGI-Bücher! Damit ist die LOGI-Methode eine der erfolgreichsten Ernährungsratgeber-Reihen auf dem Markt.

systemed verlag

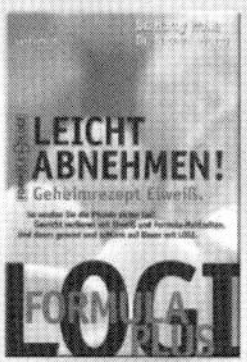

Leicht abnehmen!
Geheimrezept Eiweiß.
So werden Sie die Pfunde sicher los! Gewicht verlieren mit Eiweiß und Formula-Mahlzeiten. Und dann: gesund und schlank auf Dauer mit LOGI.
Von Dr. Hardy Walle und Dr. Nicolai Worm
978-3-927372-39-9 — 19,95 EUR

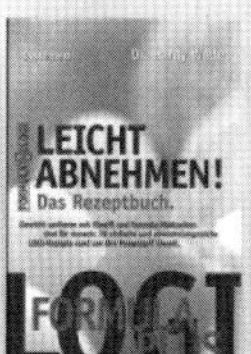

Leicht abnehmen!
Das Rezeptbuch.
Gewicht verlieren mit Eiweiß und Formula-Mahlzeiten.
Und für danach: 70 einfache und abwechslungsreiche LOGI-Rezepte rund um den Powerstoff Eiweiß.
Von Dr. Hardy Walle
978-3-927372-40-5 — 12,95 EUR

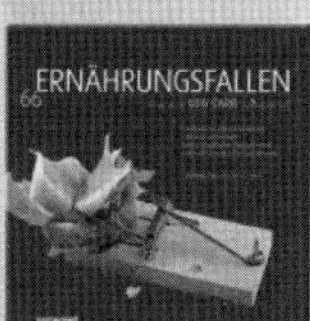

66 Ernährungsfallen
... und wie sie mit Low-Carb zu vermeiden sind.
- in typischen Alltagssituationen
- für Büro und Freizeit
- mit Einkaufsführer im Supermarkt
- mit ausführlichem Restaurant-Guide
Von Petra Linné und Barbara Gassert
978-3-927372-55-9 — 15,95 EUR

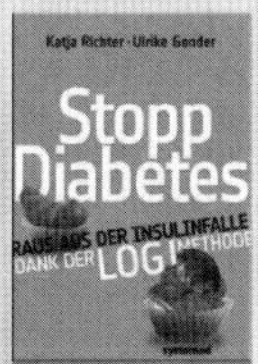

Stopp Diabetes.
Raus aus der Insulinfalle mit der LOGI-Methode.
Von Katja Richert und Ulrike Gonder
978-3-927372-56-6 — 16,95 EUR

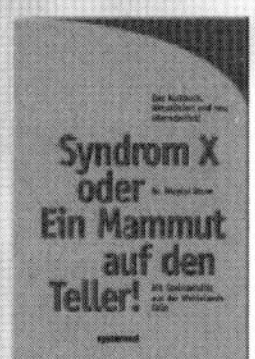

Syndrom X oder
Ein Mammut auf den Teller!
Mit Steinzeitdiät aus der Wohlstandsfalle
Von Dr. Nicolai Worm
978-3-927372-23-8 — 19,90 EUR

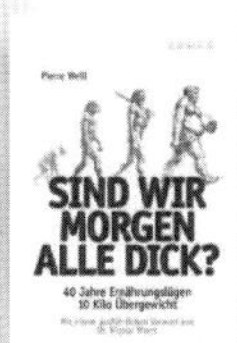

Sind wir morgen alle dick?
40 Jahre Ernährungslügen.
10 Kilo Übergewicht.
Von Pierre Weill
978-3-927372-52-8 — 15,95 EUR

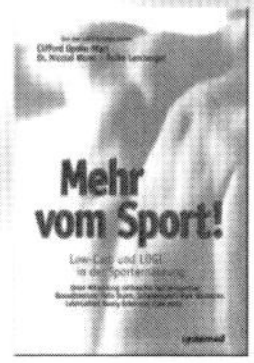

Mehr vom Sport!
Low-Carb und LOGI in der Sporternährung.
Unter Mitwirkung zahlreicher Spitzensportler: Boxweltmeister Felix Sturm, Schwimmprofi Mark Warnecke, Leichtathlet Danny Ecker und viele mehr.
Von Clifford Opoku-Afari, Dr. Nicolai Worm und Heike Lemberger
978-3-927372-41-2 — 19,95 EUR

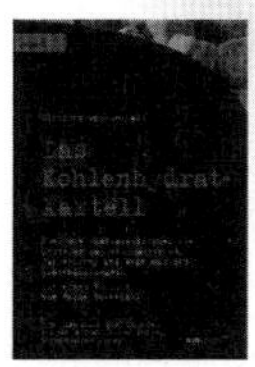

Das Kohlenhydratkartell.
Über die Diätkatastrophe, die finsteren Machenschaften der Zuckerlobby und Wege aus dem Diätendschungel.
Von Clifford Opoku-Afari
978-3-927372-43-6 — 12,95 EUR

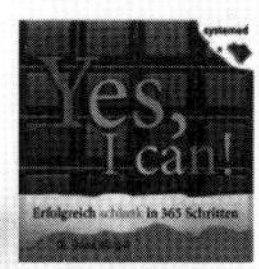

Yes, I can!
Erfolgreich schlank in 365 Schritten.
Von Dr. Ilona Bürgel
978-3-927372-51-1 — 15,00 EUR

www.systemed.de

systemed Verlag
Kastanienstraße 10 · D-44534 Lünen
Telefon 02306 63934
Telefax 02306 61460
www.systemed.de
faltin@systemed.de

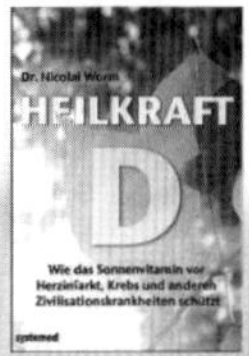

Heilkraft D.
Wie das Sonnenvitamin vor Herzinfarkt, Krebs und anderen Zivilisationskrankheiten schützt.
Von Dr. Nicolai Worm
978-3-927372-47-4 — 15,95 EUR

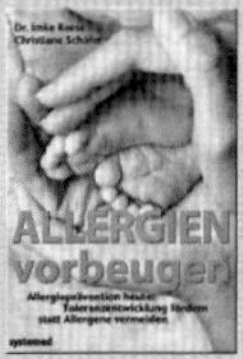

Allergien vorbeugen.
Allergieprävention heute.
Toleranzentwicklung fördern statt Allergene vermeiden.
Von Dr. Imke Reese und
Christiane Schäfer
978-3-927372-50-4 — 14,95 EUR

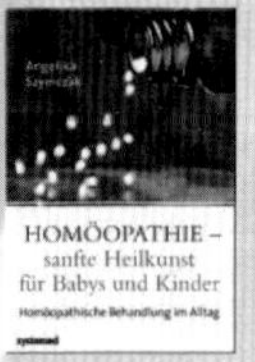

Homöopathie – sanfte Heilkunst für Babys und Kinder.
Homöopathische Behandlung im Alltag.
Von Angelika Szymczak
978-3-927372-49-8 — 19,95 EUR

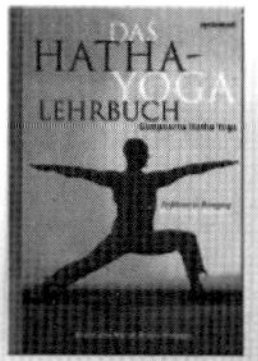

Das Hatha Yoga Lehrbuch.
Sampoorna Hatha Yoga,
Perfektion in Bewegung.
Die 150 schönsten Übungen.
Von Marcel Anders-Hoepgen
978-3-927372-53-5 — 29,95 EUR

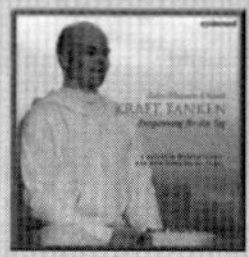

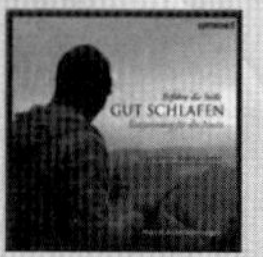

Audio-CDs von
Marcel Anders-Hoepgen

- **Kraft tanken.**
  Entspannung für den Tag.
  Geführte Meditation.
  978-3-927372-61-0 — 9,95 EUR
- **Gut schlafen.**
  Entspannung für die Nacht.
  Geführte Meditation.
  978-3-927372-62-7 — 9,95 EUR

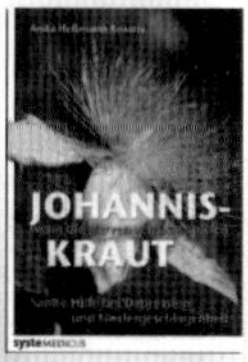

Johanniskraut.
Wenn die Nerven verrückt spielen.
Sanfte Hilfe bei Depression
und Niedergeschlagenheit.
Von Anita Heßmann-Kosaris
978-3-927372-38-2 — 10,95 EUR

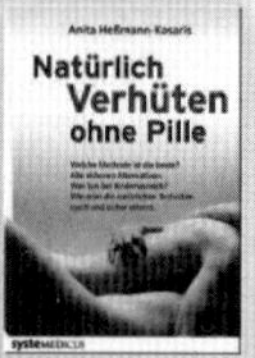

Natürlich verhüten ohne Pille.
Welche Methode ist die beste?
Alle sicheren Alternativen.
Was tun bei Kinderwunsch?
Wie man die natürlichen Techniken rasch und sicher erlernt.
Von Anita Heßmann-Kosaris
978-3-927372-63-4 — 14,95 EUR

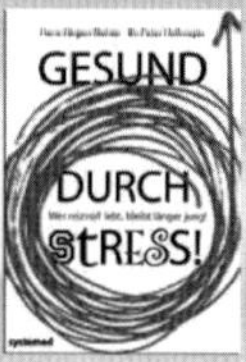

Gesund durch Stress!
Wer reizvoll lebt,
bleibt länger jung!
Von Hans-Jürgen Richter und
Dr. Peter Heilmeyer
978-3-927372-42-9 — 15,95 EUR

Mehr Infos zu den aktuellen Titeln, zum Programm, zu den Autoren und zu weiteren Neuerscheinungen finden Sie im Internet auf www.systemed.de.

systemed verlag

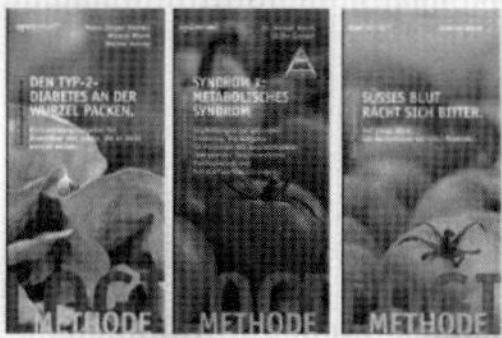

LOGI-Grundlagenbroschüren.
- Den Typ-2-Diabetes an der Wurzel packen.
- Syndrom X: Metabolisches Syndrom.
- Süßes Blut rächt sich bitter.

Paketpreis: 7,50 EUR
(erhältlich nur beim Verlag)

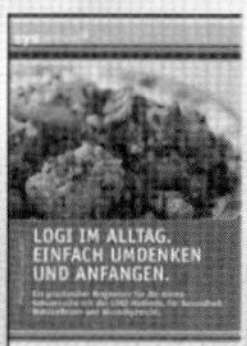

Praxisbroschüre
LOGI im Alltag.
Einfach umdenken und anfangen.
Ein praxisnaher Wegweiser für die ersten Gehversuche mit der LOGI-Methode. Für Gesundheit, Wohlbefinden und Wunschgewicht.
978-3-927372-35-1 — 3,90 EUR

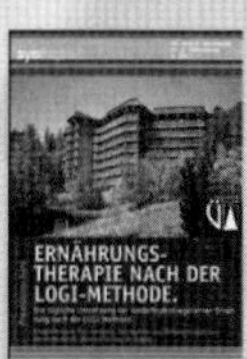

Praxisbroschüre
Ernährungstherapie nach der LOGI-Methode.
Die tägliche Umsetzung der kohlenhydratregulierten Ernährung nach der LOGI-Methode.
Empfehlungen, Praxiswissen, Speisepläne und Beispielrezepte aus der Reha-Klinik Überruh in Isny im Allgäu.
978-3-927372-36-8 — 4,90 EUR

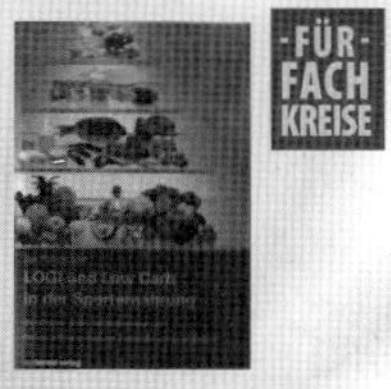

LOGI und Low Carb
in der Sporternährung.
Glykämischer Index und glykämische Last – Einfluss auf Gesundheit und körperliche Leistungsfähigkeit.
Von Jan Prinzhausen
978-3-927372-30-6 — 24,90 EUR

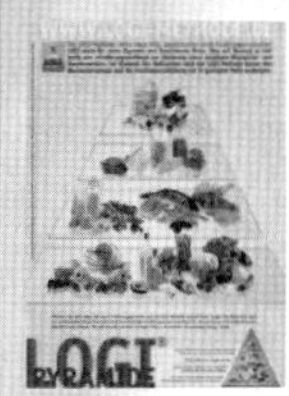

DIN-A1-Poster
die LOGI-Pyramide.
EUR 6,50
zzgl. EUR 5,00 Versand
(erhältlich nur beim Verlag)

LOGI ONLINE
LOGI ONLINE 2

www.logi-online.de
- Eine Online-Betreuung zur dauerhaften Veränderung Ihres Ernährungsverhaltens!

www.logi-online2.de
- Für Gesundheitsbewusste, die nach LOGI kochen und leben wollen.

Beide Programme dauern jeweils 12 Wochen und kosten EUR 49,00.

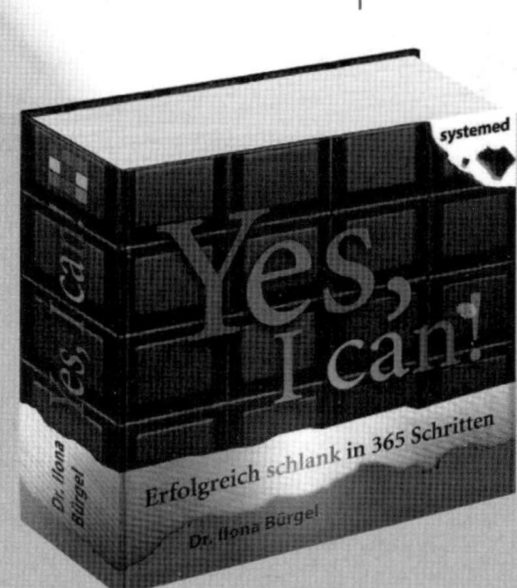

Yes, I can!
Erfolgreich schlank in 365 Schritten.
Von Dr. Ilona Bürgel
978-3-927372-51-1
15,00 EUR

Was halten SIE von Diäten? Nichts, weil eh sinnlos? Nichts mehr, weil Sie schlechte Erfahrungen gemacht haben? Sie streben trotzdem ein schönes Leben mit Gesundheit, Vitalität und Wunschgewicht an? Dann ist dieses Buch genau das richtige für Sie. Ein Buch, das Möglichkeiten und Wege zeigt, endlich und dauerhaft Ihr Ziel zu erreichen: Ihre Wunschfigur.

Impressum

©2010 systemed Verlag, Lünen. Alle Rechte vorbehalten. Nachdruck, auch auszugsweise, sowie Verbreitung durch Film, Funk und Fernsehen, durch fotomechanische Wiedergabe, Tonträger und Datenverarbeitungssysteme jeglicher Art nur mit schriftlicher Genehmigung des Verlages.

Hinweis

Das vorliegende Buch ist sorgfältig erarbeitet worden. Dennoch erfolgen alle Angaben ohne Gewähr. Weder die Autorinnen noch der Verlag können für eventuelle Nachteile oder Schäden, die aus den im Buch gemachten praktischen Hinweisen resultieren, eine Haftung übernehmen.

Redaktion: systemed Verlag, Lünen
Satz und Infografik: A flock of sheep, Lübeck
Druck: W. Kohlhammer Druckerei, Stuttgart
ISBN: 978-3-927372-56-6

1. Auflage

systemed verlag

klimaneutral
natureOffice.com | DE-123-456789
gedruckt